L'ŒUVRE MÉDICO-CHIRURGICALE
Dr CRITZMAN, Directeur

Suite

DE

Monographies Cliniques

SUR

les Questions Nouvelles

en Médecine
en Chirurgie, en Biologie

N° 1

(publié le 1er mai 1897)

DE L'APPENDICITE

Pathogénie ; Clinique, Traitement

PAR

Le Dr F. LEGUEU

Chirurgien des Hôpitaux de Paris

Chaque monographie séparément 1 fr. 25

PRIX DE L'ABONNEMENT A 10 MONOGRAPHIES : 10 FRANCS — ÉTRANGER 12 FRANCS

PARIS

MASSON ET Cie, ÉDITEURS

LIBRAIRES DE L'ACADÉMIE DE MÉDECINE

120, BOULEVARD SAINT-GERMAIN

1897

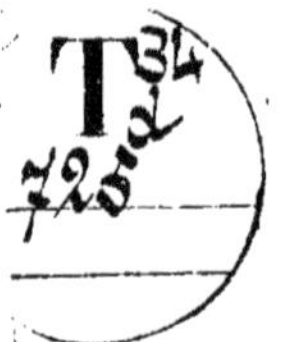

CONDITIONS DE LA PUBLICATION

La science médicale réalise journellement des progrès incessants; les questions et découvertes vieillissent pour ainsi dire au moment même de leur éclosion. Les traités de médecine et de chirurgie, quelle qu'en soit l'étendue, quelque rapides que soient leurs différentes éditions, auront toujours grand'peine à se tenir au courant.

C'est pour obvier à ce grand inconvénient, auquel les journaux, malgré la diversité de leurs matières, ne sauraient remédier, que nous fondons, avec le concours des savants et des praticiens les plus distingués, un recueil de monographies dont le titre général, l'*OEuvre médico-chirurgicale*, nous paraît bien indiquer le but et la portée.

La *Médecine* proprement dite, la *Thérapeutique*, la *Chirurgie* et *toutes les spécialités médicales* seront représentées dans notre collection. Les Sciences naturelles n'y seront pas non plus négligées. La *Zoologie* avec les questions de l'hérédité, la *Microbiologie* avec la sérothérapie et les problèmes de l'immunité, la *Chimie biologique* et les toxines trouveront une large place dans cette publication.

Les **Monographies** *n'auront pas de périodicité régulière.*

Nous publierons, aussi souvent qu'il sera nécessaire, des fascicules de 30 à 40 pages, dont chacun résumera une question à l'ordre du jour, et cela de telle sorte qu'aucune ne puisse être omise au moment opportun.

Les Éditeurs acceptent des souscriptions payables par avance, pour une série de 10 monographies, au prix de **10** francs pour Paris et les départements, et **12** francs pour l'étranger.

Chaque Monographie est vendue séparément 1 fr. 25.

Monographies publiées

N° 1. **De l'Appendicite**, par le Dr Félix Legueu, chirurgien des hôpitaux de Paris.

N° 2. **Le Traitement du mal de Pott**, par le Dr A. Chipault, de Paris.

Adresser toutes les communications relatives à la rédaction à **M. le Dr Critzman**, *avenue Kléber n° 45.*

35133. — Imprimerie Lahure, rue de Fleurus, 9, à Paris.

DE L'APPENDICITE

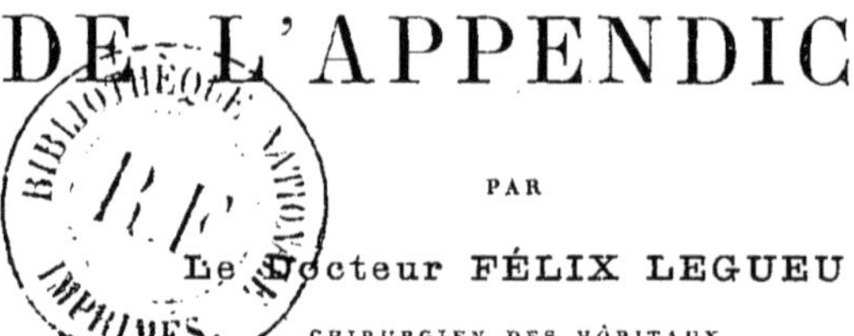

PAR

Le Docteur FÉLIX LEGUEU

CHIRURGIEN DES HÔPITAUX

Du cadre confus de la typhlite stercorale, la chirurgie moderne a isolé l'appendicite. Il y a dix ans à peine, l'appendicite était à peu près inconnue ; Mestivier en 1759, Jadelot en 1808, Louyer, Villermay et Mélier, et plus tard Leudet avaient cependant établi la réalité de la perforation de l'appendice. Mais ces observations étaient considérées comme des faits exceptionnels, et la doctrine de la typhlite, de l'inflammation du cæcum régnait sans conteste.

Cependant, voici que de 1886 à 1892 les chirurgiens américains, Sands, Fitz, Mac Burney, Bull, Smith, Lewis, Cabot se mettent à pratiquer de bonne heure une opération, l'incision de la pérityphlite que jusqu'alors on réservait aux collections évidentes, à fluctuation accentuée. Ce n'est plus le cæcum qu'ils trouvent malade et enflammé, c'est l'appendice.

Ces idées se font jour parmi nous ; Maurin[1] en 1889 publie une thèse très documentée dans laquelle il démontre le rôle pathogène des lésions de l'appendice dans la production des collections suppurées de la fosse iliaque. Dès lors l'attention est attirée de ce côté ; les observations se multiplient, les faits s'accumulent. La typhlite perd chaque jour du terrain, l'appendicite en gagne davantage, si bien qu'aujourd'hui de la typhlite il ne reste rien, et l'appendice absorbe à lui seul la pathologie entière de la fosse iliaque.

Une fois admise en principe et constatée en fait, l'appendicite va passer au crible de la critique et de l'expérience. On discute sur ses causes, sur sa pathogénie, on approfondit ses symptômes, on cherche la formule du traitement. Nous en sommes à cette période de condensation, de préci-

---

1. MAURIN, *Essai sur l'appendicite et la péritonite appendiculaire*, thèse de Paris, 1890.

sion par laquelle ont passé toutes les maladies en quelque sorte nouvelles, que la chirurgie a isolées de lésions jusqu'alors confuses et mal définies. A l'édification de l'appendicite, médecins et chirurgiens ont également contribué; un nombre considérable de travaux a été publié sur la question. Parmi ceux-ci il convient de citer au premier rang ceux de M. Talamon [1] et du prof. Dieulafoy [2] en France, ceux de Roux [3] à l'étranger.

L'appendicite est une infection : à l'examen des pièces fraîches, à l'examen d'un appendice enlevé au début d'une attaque aiguë, on retrouve des microbes dans la paroi de l'appendice, dans sa cavité, dans les exsudats ou les abcès qui l'entourent.

Prenant l'infection comme point de départ de cette étude, je passerai successivement en revue : 1° les éléments de l'infection appendiculaire; 2° ses lésions; 3° ses formes cliniques et 4° son traitement.

DES ÉLÉMENTS DE L'INFECTION DE L'APPENDICE

Toute infection suppose l'intervention à des degrés divers de deux facteurs, le microbe et le terrain; l'appendice, pas plus qu'un autre organe, ne saurait se soustraire à cette grande loi de la pathologie générale. A l'état normal, l'appendice contient dans sa cavité la plupart des microbes pathogènes qui, dans certaines conditions déterminées, produisent l'appendicite. Pour que celle-ci se réalise, il est nécessaire que le microbe soit exalté dans sa virulence ou le terrain amoindri dans sa résistance.

L'étude des éléments de l'infection appendiculaire consiste donc à étudier ces deux facteurs : 1° le microbe et 2° le terrain.

I. LE MICROBE

Sa nature. — L'appendicite est une infection polymicrobienne : des agents multiples ou variés peuvent la déterminer.

Sans parler de l'actinomycose, dont les observations se comptent encore [4], l'appendicite est produite tantôt par les microbes pyogènes ordinaires, tantôt, quoique plus rarement, par le bacille de la tuberculose.

L'agent habituel de l'infection appendiculaire est le *coli-bacille* : Laruelle : dès 1889 avait montré que ce microbe était l'agent pathogène des périto-

---

1. TALAMON, *Appendicite et pérityphlite*, Paris, Rueff, 1892.
2. DIEULAFOY, Acad. de méd., 1896, et *Presse méd.*, 1896, p. 121.
3. ROUX, *Revue médicale de la Suisse romande*, sept.-oct.-nov. 1896, p. 121.
4. RANSOM, Roy. med. and surg. Soc., 10 nov. 1891, et GANGOLPHE, Soc. des Sc. méd. de Lyon, nov. 1896, *Gaz. hebd.*, 1897, n° 2, p. 22.
5. LARUELLE, Étude bactériologique sur les péritonites par perforation, *La Cellule*, 1889, t. V.

nites par perforation. Les recherches de Barbacci[1], Fränkel[2], de Malvoz[3], de Welch[4], de Macaigne[5] contribuèrent encore à accentuer le rôle de ce bacille dans l'appendicite. Adenot[6], Fowler[7], Macaigne[8], Hodenpyl[9], ont publié le résultat de nouvelles recherches : toutes démontrent la présence du coli-bacille dans le contenu de l'appendice, dans ses parois ou dans les exsudats péritonéaux.

Cependant le coli-bacille n'est pas toujours trouvé seul : dans les examens sur lamelles, on trouve souvent à côté de lui, tous les microbes qui composent la flore intestinale, et parmi ceux-ci, le streptocoque, le staphylocoque, le pneumocoque. Il est difficile de définir quel est de ces agents pathogènes celui qui a été le facteur de l'appendicite. Cette difficulté est d'autant plus réelle que dans les cultures on voit souvent le coli-bacille étouffer le développement des colonies streptococciques et prendre par rapport à ces dernières un développement prédominant et excessif. Il est donc possible qu'on ait attribué au coli-bacille une influence prépondérante qui appartenait au streptocoque seul. Mais les cas dans lesquels on ne retrouve qu'un seul agent pathogène ne permettent aucune hésitation. Le coli-bacille est l'agent habituel de l'appendicite. A côté des infections colibacillaires, il y a cependant des appendicites à streptocoques, à staphylocoques. Il est enfin des appendicites tuberculeuses : le bacille de Koch s'associe alors au coli-bacille pour créer des lésions mixtes et complexes.

Condition de la virulence. — Pathogénie de l'appendicite[10]. — Depuis qu'ont été définies les propriétés pathogènes du coli-bacille, on s'est ingénié à chercher dans des conditions locales la raison qui exalte sa virulence et détermine l'appendicite. Pourquoi le même microbe qui existe dans toute l'étendue de l'intestin détermine-t-il si souvent au niveau de l'appendice des lésions qu'il ne prodigue ni en deçà, ni au delà? C'est que sans doute il est dans l'appendice, organe tubulé, à fonctionnement incertain, il est des conditions anatomiques spéciales qui n'existent pas sur les autres points de l'intestin; de là les théories de M. Talamon, de M. Dieulafoy.

Puis des faits contradictoires ont vu le jour, des faits qu'il est impossible de concilier avec les *théories locales*, auxquelles je fais allusion : et on s'est demandé si l'appendice devait toujours puiser son infection à son milieu, à sa cavité. On s'est demandé si l'infection ne pouvait pas lui être apportée par les vaisseaux, et aux théories de l'appendicite *maladie locale* s'est

<hr>

1. Barbacci, *Lo Sperimentale*, 1891, n° 75.
2. Fränkel, *Wiener klin. Woch.*, 1891, n°⁸ 13-15.
3. Malvoz, *Arch. de méd. expér.*, 1871, p. 593.
4. Welch, *Amer. J. of med. sc.*, nov. 1891, p. 435.
5. Macaigne, Thèse de Paris, 1892.
6. Adenot, Soc. de biol., 1891.
7. Fowler, *New York med. J.*, 1893, 14 oct., p. 434.
8. Macaigne, cité par Monod, Soc. de chir., 15 déc. 1895.
9. Hodenpyl, *New York med. J.*, 1896, p. 777-786.
10. Cf. Pathogénie de l'appendicite, Soc. de chir., nov. et déc. 1896.

opposée la théorie de l'appendicite *manifestation locale* d'une *infection générale*.

Tel est en deux mots l'exposé des théories actuellement en présence sur la pathogénie de l'appendicite.

Aucune des théories proposées ne suffit, à elle seule, à expliquer la pathogénie de toutes les appendicites. Les conditions dans lesquelles l'appendicite prend naissance ne sont pas toujours identiques : l'appendicite n'est pas une dans ses causes. Elle résulte de conditions multiples et variées : aux appendicites de *cause locale*, il faut ajouter les *appendicites* par *propagation*, et les appendicites de *cause générale*. Telle sera la conclusion de la discussion qui va suivre.

Discussion. — Un fait qui a depuis longtemps frappé tous ceux qui ont observé ou opéré une appendicite, c'est la fréquence des corps étrangers contenus dans la cavité même de l'appendice, ou perdus dans la suppuration, lorsqu'il y a eu perforation. Cette relation de l'appendicite et du corps étranger a été de suite interprétée dans un sens de causalité; ainsi s'est constituée la théorie de l'appendicite par corps étrangers.

La nature des corps étrangers trouvés dans l'appendice est assez variable : le plus souvent ce sont des amas de matières stercorales, plus rarement de vrais corps étrangers ainsi qu'en témoignent les relevés de Matterstock, Krafft [1], Fitz [2], Maurice [3], Biermer, et Le Guern [4]; ce dernier, sur 171 observations d'appendicite, trouvait 106 fois le corps étranger constitué par des matières stercorales.

Par leur nature, ces corps étrangers sont munis d'arêtes; ils sont susceptibles de blesser directement les parois de l'appendice dans lequel ils se sont engagés et de déterminer en quelque sorte une appendicite *traumatique* dont la réalité n'est pas contestable, mais dont l'existence doit être très rare.

Les autres sont des corps arrondis ou ovalaires et ne peuvent aucunement blesser la paroi de l'intestin. Les théories exclusivement mécaniques de Porter [5] et de Roux [6] qui invoquaient une pression du calcul sur la paroi et un sphacèle secondaire ont vécu, et on ne discute plus que sur la manière dont le calcul agit pour exalter ou mettre en jeu la virulence du microbe.

Théorie de Talamon. — D'après M. Talamon, les *scybales* se forment dans le cæcum. Sous l'influence d'une contraction intestinale, un de ces corps étrangers s'engage dans l'appendice, y pénètre à frottement, et s'enclave à la partie supérieure de l'étroit canal. De là deux conséquences :

1. Krafft, *Rev. méd. de la Suisse romande*, 1892.
2. Fitz, *Amer. J. of med. Sc.*, 1888.
3. Maurin, *loco cit.*
4. Le Guern, *Contribution à l'étude de l'appendicite par corps étrangers*, thèse de Paris, 1893.
5. Porter, *Boston med. and surg. J.*, 1891, n° 14, p. 3 et 325.
6. Roux, *Rev. méd. de la Suisse romande*, avril 1890.

d'une part, oblitération de l'orifice de dégagement de l'appendice dans le cæcum ; de l'autre, compression des parois de l'appendice et gêne de la circulation des vaisseaux contenus dans ces parois.

L'oblitération de l'orifice entraîne comme conséquence l'accumulation des produits de sécrétion glandulaire de la muqueuse, et la distension de l'appendice ; la compression des vaisseaux amène la diminution de vitalité de l'organe.

Les microbes, qui existent en permanence à la surface de la muqueuse, pullulent et se multiplient dans le liquide stagnant de l'appendice oblitéré comme dans un vase clos. Ces microbes, inoffensifs à l'état normal, et impuissants contre des éléments sains, triomphent sans peine de ces éléments privés du liquide sanguin nourricier ; ils envahissent et perforent la paroi.

Cette théorie suppose donc comme établi que le calcul est constant et qu'il se forme toujours en dehors de l'appendice. Ces deux points sont contestables.

Le calcul n'est pas constant ; souvent on n'en trouve aucun vestige. Dans quelques cas sans doute le corps étranger reste méconnu, il sort de l'appendice, se perd dans la suppuration péri-appendiculaire et s'élimine plus tard. Mais quand on enlève un appendice non perforé, et qu'il ne contient pas de corps étrangers, on doit bien admettre que celui-ci fait défaut. Or d'après les relevés de Talamon, de Clarke [1], d'après les observations que j'ai résumées, il en est ainsi au moins dans 40 pour 100 des cas.

L'origine cæcale des concrétions est également discutable.

Pour soutenir cette origine cæcale, l'auteur s'appuie sur la forme arrondie des corps étrangers ; or rien n'est moins constant que cette forme arrondie. Rochaz [2] a démontré, au contraire, à l'aide de 65 observations tirées de la pratique de Roux, que les calculs appendiculaires ont les formes et les dimensions les plus variées. Leur volume atteint parfois celui d'un noyau de prune ; leur forme n'est pour ainsi dire jamais arrondie. Ils sont le plus souvent fusiformes, cylindriques ; il en est qui ont une forme allongée et remplissent l'appendice d'un bout à l'autre. Ils sont souvent multiples, s'articulant entre eux par des facettes d'empreinte. Comment admettre encore « l'enroulement » des matières dans le cæcum invoqué par Talamon ?

Leur composition d'ailleurs, pas plus que leur forme, ne s'accorde avec l'hypothèse de leur formation intra-cæcale. Ces calculs sont formés de plusieurs éléments qui entrent en proportion variable dans leur composition. Berlioz a examiné des calculs que lui avait remis le professeur Dieulafoy [3], et les résultats qu'il obtient sont conformes à ceux déjà obtenus par Volz, Butler et Pelet. On trouve dans ces calculs une matière organique stercorale brunâtre, et des sels minéraux surtout calcaires, cimentés par le

---

1. TALAMON, Typhlite aiguë perforante, *Bull. de la Soc. anat.*, mars 1882, et *Progrès médical*, déc. 1882.
2. ROCHAZ, *Contribution à l'étude des calculs appendiculaires*, thèse de Lausanne, 1895.
3. DIEULAFOY, *Presse médic.*, 1896, p. 121.

mucus des glandes de l'appendice. Suivant la richesse des éléments inorganiques ou la prédominance des matériaux organiques, la consistance du calcul sera ferme ou molle, résistante ou dépressible. A la coupe ces calculs se montrent formés souvent par des stratifications concentriques. Ils paraissent constitués de plusieurs couches, apposées successivement autour d'un ou de deux noyaux centraux. C'est la preuve, ajoute M. Dieulafoy, d'un développement lent, d'un accroissement progressif par l'adjonction de couches organiques et minérales ; et cette disposition en couches concentriques ne peut se réaliser que dans un recessus séparé du tube intestinal.

Enfin la disposition anatomique de l'orifice d'abouchement de l'appendice dans le cæcum est également défavorable à la théorie de l'engagement : l'orifice a rarement la forme en entonnoir que j'ai rencontrée dans quelques cas [1], la valvule de Gerlach rétrécit son orifice et rend difficile la pénétration des corps étrangers.

Théorie de Dieulafoy. — **Théorie de la cavité close.** — Dans une série de leçons faites à la Faculté de médecine, dans des communications retentissantes à l'Académie et à la Société médicale des hôpitaux, le professeur Dieulafoy a formulé la théorie de l'appendicite par cavité close [2].

L'appendicite est toujours le résultat de l'oblitération du canal appendiculaire et de la transformation de la cavité de l'appendicite en une *cavité close*. Lorsque le canal appendiculaire est oblitéré, les microbes de l'appendice, qui, à l'état normal, étaient inoffensifs comme tous les microbes de l'intestin à l'état libre, ces microbes emprisonnés vont exalter leur virulence, ils vont devenir un foyer de polyinfection, dont le coli-bacille et le streptocoque sont les principaux agents ; l'appendicite est constituée.

La transformation du canal appendiculaire en cavité close peut se faire sur un point quelconque du canal appendiculaire, dont la longueur et l'étroitesse se prêtent si bien à cette transformation.

Elle relève de plusieurs causes, le mécanisme de l'oblitération du canal appendiculaire est variable.

Le plus souvent, l'oblitération partielle du canal appendiculaire et sa transformation en cavité close sont dues à la formation lente et progressive d'un calcul appendiculaire ; le calcul naît et se développe dans l'appendice ; il est une manifestation d'une maladie particulière, la lithiase appendiculaire, qui, dans la nosographie, a sa place marquée à côté de la lithiase urinaire et de la lithiase biliaire. Qu'un calcul se développe ainsi dans l'appendice, un jour viendra où par le fait même de son développement, la cavité appendiculaire isolée du reste de l'intestin sera transformée en cavité close. Ce jour-là l'appendicite sera constituée.

Dans d'autres circonstances, la transformation du canal appendiculaire en cavité close est la conséquence d'un bouchon muqueux, qui obture l'ori-

---

1. Lecueu, *Bull. de la Soc. anat.*, 1891.
2. Dieulafoy, Soc. méd. des hôp., 8 févr. 1895, et *Presse méd.*, 1896, p. lviii.

fice de l'appendice, par un mécanisme identique à celui qui détermine l'oblitération des canaux biliaires dans les cas d'ictère catarrhal.

Enfin, dans quelques cas, elle est le résultat lent et progressif d'un rétrécissement du canal.

Souvent même plusieurs de ces causes se trouvent réunies; le calcul appendiculaire, et la tuméfaction infectieuse des parois apportent l'un et l'autre leur contingent à l'obstruction partielle du canal appendiculaire (Dieulafoy).

Telle est la théorie de la cavité close. Elle repose sur un principe, celui de la nocivité des microbes intestinaux emprisonnés derrière un obstacle; elle comporte en outre l'application de ce principe à la cavité appendiculaire. Le premier point est incontestable, le second est au contraire discutable et discuté.

1° Le principe est fondé. — Le principe même de la théorie est fondé; tous les faits s'accordent pour démontrer que les microbes inoffensifs du milieu intestinal deviennent virulents et pathogènes, qu'ils peuvent traverser les parois de l'intestin, lorsque celui-ci est étranglé et transformé en cavité close.

Clado, de Bönnecken, Oker Blom, et plus récemment de Klecki [1], nous ont fait connaître la réalité et le mécanisme de ces migrations de bactéries.

L'expérimentation d'ailleurs a permis de réaliser sur l'appendice lui-même les divers temps de l'appendicite par cavité close.

Roger et Josué [2], par exemple, injectent dans l'appendice d'un lapin quelques gouttes d'une culture virulente de coli-bacille : l'appendice est lié à sa base et les vaisseaux sont respectés. Au bout de quinze jours l'animal succombe : on trouve à l'autopsie une appendicite suppurée avec péri-appendicite.

Dans une seconde série d'expériences, ils placent seulement à la base une ligature aseptique au catgut. Trois mois après l'animal est sacrifié : l'appendice isolé par la ligature est transformé en une poche kystique ne communiquant plus avec le reste de l'intestin et renfermant un pus épais, dans lequel on retrouve à l'état de pureté le coli-bacille. Il a donc suffi d'emprisonner les microbes inoffensifs de l'appendice pour les transformer en agents pathogènes.

Les expériences de Gervais de Rouville [3] sont la confirmation des précédentes. A deux lapins on fait le même jour la ligature aseptique à la soie de l'appendice à sa base. L'un de ces animaux meurt le quinzième jour : on trouve une péritonite purulente, des abcès péricæcaux, et sur l'appendice une perforation, siégeant à 3 millimètres environ au-dessous de la ligature.

---

1. DE KLECKI, Recherches sur la pathogénie de la péritonite d'origine intestinale. Étude sur la virulence du coli-bacille, *Ann. de l'Institut Pasteur*, t. IX, p. 710-736.
2. ROGER et JOSUÉ, Appendicite expérimentale, *Bull. et mém. de la Soc. méd. des hôp.*, 1896, n° 4, p. 79.
3. G. DE ROUVILLE, Appendicite expérimentale, *Presse médicale*, 1896, p. 251, et Soc. anatomique, 7 nov. 1896.

Le deuxième lapin est encore bien portant au dix-huitième jour; il est
sacrifié. Il n'y a pas de péritonite : l'appendice a doublé de volume; il est
libre d'adhérences et transformé en une poche distendue par un liquide
purulent. Dans ce pus on retrouve le coli-bacille, et un autre bacille très
grêle et beaucoup plus long que ce dernier. Mais le coli-bacille domine; sa
virulence est très prononcée : un centimètre cube de culture injecté à un
lapin le tue en quelques heures.

Ces données expérimentales sont donc la confirmation du principe de la
théorie de la cavité close. Mais sont-elles applicables à l'homme? Et s'il en
est ainsi, comment se réalise le mécanisme de l'obturation de la cavité? Tel
est le second point à élucider.

2° *L'application est discutable.* — Il faut envisager successivement,
comme le fait le professeur Dieulafoy, les appendicites calculeuses et les
appendicites non calculeuses.

Pour les appendicites calculeuses, la théorie de la cavité close est au
moins très admissible.

Le professeur Dieulafoy admet que les calculs naissent et se développent
dans l'appendice : ce fait est établi par les recherches de Rochaz.

Il admet que c'est le développement progressif du calcul qui amène un
jour l'oblitération de la lumière de l'appendice et la transformation de
l'appendice en cavité close. Un calcul non oblitérant peut en effet être
toléré dans la cavité de l'appendice : les expériences de Roux[1] l'ont bien
prouvé. Les accidents ne surviennent que lorsqu'il y a oblitération de la
cavité appendiculaire par accroissement progressif du volume du calcul.

Voici d'ailleurs une expérience de de Rouville, qui se rapproche assez
des conditions normales pour bien prouver que c'est en effet le développement progressif du corps étranger qui finit par oblitérer la cavité. De
Rouville introduit dans l'appendice du lapin un corps étranger susceptible
d'augmenter de volume à la manière d'un calcul, une tige de laminaire.
L'inflammation prend naissance au moment où la laminaire gonflée obli-
térait la lumière du canal appendiculaire[2].

Pour les appendicites non calculeuses, le mécanisme invoqué par
M. Dieulafoy a soulevé de nombreuses objections.

MM. Le Dentu, Laveran et Poncet[3], dans plusieurs communications à
l'Académie de médecine, et plus tard M. Brun[4], soutiennent que l'oblitération de la cavité est le plus souvent non la cause mais la conséquence de
l'appendicite. « L'occlusion temporaire ou permanente de l'appendice, dit
M. Poncet, ne saurait être considérée comme la condition *sine qua non* de la
colique et du phlegmon appendiculaire. Les rétrécissements constatés sur
des appendices enflammés sont la plupart du temps le résultat et non la

---

1. Roux, 8° congrès français de chirurgie, Paris, 1895, p. 213.
2. De Rouville, Société anatomique, 7 nov. 1896.
3. Acad. de méd., 1896.
4. Brun, *Presse méd.*, 1896.

cause de l'appendicite plus ou moins ancienne. » Il a constaté plusieurs fois que l'appendice était transformé en kystes muqueux par rétention [1], à la suite d'obstructions, de rétrécissements, et même d'oblitération complète; or les sujets à qui appartenaient ces appendices n'avaient pas eu de symptômes réactionnels, et l'autopsie ne révélait aucune lésion appendiculaire. Et la conclusion qui s'impose, c'est que chez des sujets sains la cavité de l'appendice peut être partiellement ou totalement oblitérée sans qu'il y ait appendicite; un appendice à cavité close est donc loin d'être fatalement voué à l'inflammation.

De l'analyse de vingt observations, Brun conclut dans le même sens : la transformation de l'appendice en cavité close ne doit pas être considérée comme la cause même de la maladie, et cela pour deux raisons : la première, c'est qu'on peut observer des exemples incontestables d'appendicites infectieuses causées par des lésions purement pariétales, sans oblitération de la lumière du canal appendiculaire; la seconde, c'est que la transformation de l'appendice en cavité close est habituellement observée sur des appendices extirpés à froid, en dehors de toute apparence d'infection.

Ces objections se résument à ceci : *a*. il y a des cavités closes sans infection; *b*. il y a des appendicites aiguës sans cavité close.

a. Il y a des cavités closes sans infection. — Cette objection à mon avis n'a aucune valeur. Les faits qui composent cette catégorie et servent de base à cette objection sont de deux ordres : ce sont ou des appendices enlevés à froid ou des appendices étranglés dans une hernie; or aucun de ces faits ne peut être invoqué contre la théorie de la cavité close.

Les appendicites chroniques, à rechutes, enlevées à froid, ont eu pour la plupart un passé pathologique, en général aigu : le malade a eu une ou plusieurs attaques. On trouve en général dans ces appendices un rétrécissement fibreux, qui oblitère la cavité; celle-ci est distendue par du pus. Les lésions embryonnaires ont formé un tissu de sclérose, et le pus emprisonné par derrière reste la trace d'une attaque ancienne, foyer mal éteint et susceptible par instants de causer des douleurs ou de devenir le point de départ d'une attaque nouvelle. Les choses se passent de même dans les salpingites, dans les collections chroniquement enkystées et susceptibles de transformations successives; l'oblitération de l'appendice est donc ici la conséquence d'une première attaque, elle est une lésion de guérison, qui permet à la phagocytose de continuer son œuvre. Et un jour viendra où cet appendice ne contiendra plus qu'un pus stérile ou peu septique, alors que d'autres fois le même appendice sera le point de départ de nouvelles poussées douloureuses, l'infection plus ou moins latente des parois pourra se *réchauffer*, et on assistera à des récidives, à des poussées aiguës.

En présence d'un appendice ainsi transformé, il est donc impossible de dire quelle a été la lésion initiale, et bien que je considère l'oblitération de

1. LAFFORGUE, *Des tumeurs primitives de l'appendice vermiculaire,* thèse de Lyon, 1893.

la cavité comme la conséquence de la première attaque, je ne crois pas, je le répète, que ces cas puissent être objectés à la théorie de la cavité close, parce que la première attaque a pu reconnaître un autre mécanisme d'oblitération, actuellement disparu.

On observe d'autres fois des appendices dont la cavité est close et pleine de pus, sans qu'à aucun moment se soient manifestés les signes d'une attaque aiguë; l'oblitération s'est établie lentement, insidieusement; il n'y a rien dans le passé qui rappelle une infection générale. Tels sont les faits cités par Poncet, tels sont ceux observés par Rendu [1], par Routier [2] : dans ce cas, l'appendice était transformé en cavité close, et il n'y avait eu que des symptômes atténués d'appendicite au point que le malade n'avait gardé le repos qu'un jour.

On conclut que la cavité close n'entraîne pas nécessairement l'appendicite. Ici il faut s'entendre : l'appendicite existe puisqu'il y a du pus dans l'appendice; ce qui manque, c'est l'infection générale.

Si M. Dieulafoy prétend que toute appendicite aiguë résulte d'une oblitération cavitaire, il n'est pas prouvé que toute oblitération cavitaire entraînera forcément et nécessairement l'appendicite aiguë avec son cortège d'infection suraiguë, de perforation et de péritonite. Ce serait refuser à l'organe en particulier, à l'organisme en général, le droit de défense. Les expériences de Roger et Josué d'ailleurs l'ont montré; la ligature de l'appendice n'a pas toujours déterminé la perforation ni la péritonite. Les lésions ont évolué parfois plus insidieusement; l'appendice était seulement plein de pus, parce que sans doute l'appendice jusqu'alors indemne était capable de résistance.

Ces faits prouvent donc simplement que la cavité close peut exister sans appendicite aiguë; ils ne prouvent pas que l'appendicite aiguë ne résulte pas d'une cavité close.

Enfin voici un autre fait, c'est celui présenté par Guinard [3] à la Société de chirurgie; chez une femme qui depuis six jours portait un appendice iléocæcal enserré dans un orifice herniaire, on constate deux anneaux marquant la place où le canal appendiculaire était nettement oblitéré. Au delà du point étranglé, l'appendice était dilaté, et présentait le volume d'une amande. Ces lésions avaient évolué sans s'accompagner à aucun moment de phénomènes généraux d'intoxication, et Guinard en conclut que la rétention des produits appendiculaires n'a pas fatalement pour conséquence la pullulation microbienne et l'exaltation de virulence des microbes invoquée par Dieulafoy pour expliquer l'apparition de l'appendicite et de la péritonite.

Je ne crois pas que ce fait soit très probant; Routier faisait remarquer que l'étranglement ne datait pas de six jours, qu'il n'était pas complet. Je partage absolument ces réserves, et je pourrais objecter au fait négatif de Guinard le suivant, qui est au contraire positif. Romme [4] a vu un appendice

---

1. RENDU, *Gaz. méd. de Paris*, 8 fév. 1896.
2. ROUTIER, Soc. de chir., 20 mai 1896.
3. Soc. de chir., 25 nov. 1896.
4. ROMME, *Zeit. f. Chir.*, XLI, 1-3.

étranglé dans une hernie crurale. L'étranglement datait de quatre jours; l'appendice était gangrené et perforé, il contenait un calcul. Il n'y avait dans ce cas aucun phénomène d'infection générale; ces phénomènes se seraient vraisemblablement produits, si le péritoine n'avait pas été protégé par l'étranglement qui isolait le sac.

Voilà donc un cas dans lequel l'appendice étranglé était gangrené et perforé.

Et je répète qu'aucun des faits concernant « des cavités closes sans infection » ne légitime la conclusion qu'on en tire, ils ne prouvent rien contre la théorie de la cavité close.

b. Il y a des appendicites sans cavité close. — Voilà l'objection la plus sérieuse à la théorie de M. Dieulafoy. On résèque l'appendice en pleine attaque aiguë: il est encore intact. On examine son calibre; il est perméable, ne contient aucun corps étranger, aucun rétrécissement, aucune trace d'oblitération; comment concilier ces faits avec la théorie de la cavité close?

M. Dieulafoy, il est vrai, répond que la cavité close n'est pas constituée toujours à titre définitif; l'oblitération du canal appendiculaire qui la réalise peut disparaître; que la muqueuse soit seulement gonflée, et tuméfiée, et au moment de l'opération, sous l'influence de la décongestion produite par l'acte opératoire lui-même, la tuméfaction disparaît, et il n'en reste plus trace.

Mais le gonflement invoqué de la muqueuse, d'où vient-il? D'une inflammation. Pour que la muqueuse duodénale bouche le cholédoque, il faut déjà qu'elle soit infectée et enflammée. Pour que la muqueuse du pharynx oblitère la trompe d'Eustache, il faut déjà qu'elle soit malade elle-même. Ici encore, pour que se produise le bouchon muqueux qui fait l'oblitération de la cavité appendiculaire, il faut déjà que la muqueuse du cæcum soit elle-même malade. Et si elle est malade, pourquoi ne pas admettre que la même inflammation qui existe dans le cæcum, sur la muqueuse intestinale en général, s'est étendue, progagée à la muqueuse de l'appendice, où, en vertu d'une constitution spéciale, elle a trouvé un terrain plus facile d'évolution et de culture. C'est une hypothèse, je le reconnais, et dont aucun fait ne démontre la réalité; mais l'interprétation de M. Dieulafoy en ce qui concerne la disparition du bouchon muqueux est aussi une hypothèse, puisqu'aucun fait n'a permis de la constater.

CONCLUSION

Que conclure de ces longues considérations?

Je ne crois pas pour ma part qu'avec une théorie exclusive, on puisse interpréter la pathogénie de toutes les appendicites.

On a jusqu'ici attribué une part prédominante aux conditions anatomiques toutes particulières qui font de l'appendice un diverticule isolé, avec une circulation défectueuse, un calibre étroit. On n'a peut-être pas assez considéré que la structure de l'appendice présentait aussi des différences accentuées avec le reste de l'intestin, et devait jouer un rôle dans la pathologie de l'appendice. La richesse de l'appendice en follicules clos en fait un organe important de phagocytose : l'examen des pièces fraîches montre d'ailleurs une localisation initiale ou au ,moins prédominante au niveau de ces follicules lymphatiques, et l'assimilation de l'appendice à l'amygdale, l'analogie de l'appendicite avec l'amygdalite, que MM. Legendre, Brun et Goluboff ont invoquée, n'est pas à rejeter. Si l'appendice puise dans certains cas les éléments de son infection dans le contenu normal et devenu pathogène de sa cavité, il peut aussi recevoir par ses vaisseaux des éléments pathogènes puisés ailleurs, sur un autre point de la circulation. Le fait est vrai pour la tuberculose; ce qui est vrai pour le bacille de Koch peut l'être aussi pour les autres microbes pathogènes; les expériences récentes de Beaussenat [1] l'ont nettement établi.

Je crois donc qu'au point de vue de la pathogénie, il y a trois catégories à établir dans l'appendicite : 1° les appendicites de causes locales, 2° les appendicites par propagation, 3° les appendicites de causes générales.

1° APPENDICITES PAR CAUSES LOCALES

Il est d'abord une place à faire à l'appendicite *traumatique* : c'est celle qui résulte de la perforation de l'appendice par un corps étranger, acéré, pointu, existant dans sa cavité. Des faits indiscutables montrent la réalité de cette variété.

Vient ensuite l'*appendicite par corps étrangers*, variété beaucoup plus commune : dans ces conditions, ce n'est plus la blessure directe de la paroi de l'appendice par le corps étranger qu'il faut invoquer; c'est probablement la *cavité close* qui, selon le mécanisme invoqué par M. Dieulafoy, exalte la virulence du coli-bacille, et aboutit à la production de l'appendicite. Une fois l'inflammation produite et déterminée par le mécanisme de la cavité close, les lésions vont évoluer légères ou graves suivant les cas. Pour ce qui concerne la perforation, je pense que l'action du corps étranger joue un rôle dans sa détermination : s'il est vrai que la perforation siège quelquefois à une certaine distance du corps étranger, d'autres fois elle se produit exactement, ou il s'en produit une au moins, à son niveau. Je n'admets pas que le calcul seul suffise à faire le sphacèle de la paroi; mais l'action du corps étranger, lorsque l'inflammation 'est déjà en évolution, ajoute une irritation toute locale au processus déjà généralisé de l'inflammation et précipite à ce niveau des lésions, qui ailleurs seront plus tardives.

Il est enfin des appendicites de causes locales, et qui ne sont pas calculeuses : elles résultent de conditions anatomiques spéciales, acquises ou congénitales, qui un jour ou l'autre amènent la production de la cavité close : ce sont des *torsions de l'appendice* (Shrady, Broca), un *étranglement* par une bride (Elliot), une *sténose consécutive à une ulcération tuberculeuse ou typhique*.

---

1. Soc. anat., 1897.

2° APPENDICITES PAR PROPAGATION

Dans d'autres conditions l'appendicite résulte de la propagation à l'appendice d'une inflammation partie de l'intestin. On ne peut refuser au cæcum le droit d'inflammation ; le cæcum, comme le reste de l'intestin, peut être le siège d'une inflammation née dans la muqueuse ; ce qu'on peut contester, et ce que je conteste absolument, c'est le complexus clinique qu'on attribuait autrefois à la typhlite, et que l'anatomie pathologique permet de ranger actuellement dans le cadre de l'appendicite.

Je comprends donc parfaitement qu'une appendicite résulte de la propagation à l'appendice d'une inflammation partie du cæcum ; on voit souvent l'appendicite précédée pendant quelques jours des signes d'une inflammation intestinale, et, comme Talamon et Brun l'ont remarqué, on voit souvent aussi l'entéro-colite persister après la guérison d'une appendicite. Ainsi s'expliquent les appendicites, les perforations appendiculaires que l'on observe au cours de la fièvre typhoïde, de la dysenterie (Lewiss, Stimson, Kinnicutt). Une observation de Reclus [1] est bien démonstrative à ce point de vue : une malade, à la suite d'un lavement au sublimé, présente pendant plusieurs jours des signes violents d'une inflammation du gros intestin. Elle était guérie depuis huit jours de sa rectite, lorsque se manifestèrent des phénomènes douloureux dans la fosse iliaque, composant le cortège symptomatique de l'appendicite. L'inflammation de l'intestin avait gagné l'appendice ; l'appendicite succédait à la colite. Beaussenat a d'ailleurs réalisé expérimentalement cette variété d'appendicite en déterminant sur l'animal la colite par l'ingestion de substances irritantes.

3° APPENDICITES DE CAUSES GÉNÉRALES

Enfin il est des appendicites de causes générales : l'appendicite n'est alors que la manifestation locale d'une infection générale. Cette opinion émise par Jalaguier [2] me semble parfaitement juste : elle explique les appendicites que l'on voit survenir au lendemain d'une maladie générale, d'une grippe, d'une rougeole, des oreillons. Beaussenat a pu provoquer l'appendicite en traumatisant l'appendice après avoir par inoculation créé une infection à distance ; le traumatisme diminue la résistance locale, l'infection s'y localise.

L'histoire d'un malade que j'ai opéré est bien significative à ce point de vue : il s'agissait, il est vrai, de tuberculose. Un mois jour pour jour après les fatigues et le surmenage de son baccalauréat, un jeune homme est pris d'une douleur brusque dans la fosse iliaque, et se déclarent tous les signes d'une péritonite généralisée. Je le vois au deuxième jour ; il est opéré séance tenante : la péritonite est généralisée, il meurt deux heures plus tard.

1. Reclus, Soc. de chir., 23 déc. 1896.
2. Soc. de chir., 2 déc. 1843.

L'appendice est farci de nodules tuberculeux, une vaste ulcération a amené la perforation à la base. Les poumons sont farcis de tubercules récents. Voilà donc un cas dans lequel une tuberculose aiguë s'est développée sur l'appendice en même temps que sur le poumon, comme la manifestation locale d'une maladie générale.

II. LE TERRAIN

On comprend dès lors l'influence du terrain, on comprend comment des dispositions congénitales vicieuses, comme la longueur ou la mobilité de l'appendice, des maladies locales comme l'entérite, des maladies générales comme la grippe, peuvent influer sur le développement de l'appendicite. Ces relations étiologiques jusqu'alors signalées sans être interprétées s'expliquent aisément. La part du terrain a un rôle très important dans la pathogénie de l'appendicite, et nous devons passer en revue les différentes causes prédisposantes ou occasionnelles qui ont été invoquées.

L'influence de l'*hérédité* est incontestable : l'appendicite frappe certaines familles de préférence, elle atteint successivement ou en même temps plusieurs membres.

Roux l'avait remarqué : sur plus de 300 observations, il note l'hérédité dans 40 pour 100 des cas [1].

M. Dieulafoy, M. Talamon, Faisans ont également insisté sur ce fait, ainsi que Brun, Berger, Tuffier. Jalaguier, Quénu, qui rapportent des observations d'appendicite familiale.

Mais comment peut-on interpréter l'influence de l'hérédité? Ici les divergences reparaissent.

M. Dieulafoy a remarqué que cette hérédité s'observe surtout dans les familles où régnait la goutte, l'arthritisme, la gravelle urinaire et biliaire, si bien qu'il propose de faire rentrer la lithiase appendiculaire dans le patrimoine de l'arthritisme et de la goutte. L'arthritisme, l'obésité, la lithiase biliaire, la goutte, le diabète, la lithiase rénale et appendiculaire sont autant de manifestations possibles, héréditaires ou acquises de la même diathèse. Un certain nombre de faits rapportés à la Société médicale des hôpitaux par Faisans [2] et par Rendu, et à la Société de chirurgie [3] par Brun, Berger, Tuffier, Jalaguier, Quénu plaident dans le même sens.

Mais toutes les appendicites ne sont pas calculeuses : l'hérédité a-t-elle quelque influence sur les appendicites non calculeuses? M. Talamon [4] invoque la persistance dans une même famille de quelques malformations congénitales portant sur l'appendice. Quand on étudie la multiplicité des formes anatomiques de l'appendice sain chez l'enfant, on ne peut s'empê-

---

1. Roux (de Lausanne), Remarques sur une nouvelle série d'appendicites opérées à froid (9ᵉ congrès français de chirurgie, 1895, p. 251).
2. FAISANS, Soc. méd. des hôp., 1896.
3. *Bull. et mém. de la Soc. de chir.*, 1896, t. XXII, p. 07.
4. TALAMON, Soc. méd. des hôp., 1896, et *Presse méd.*, p. LXXXVIII.

cher d'attribuer un rôle manifeste à ces malformations dans la pathogénie de l'appendice. La coudure, la torsion de l'appendice, le rétrécissement de son orifice sont autant de circonstances qui peuvent faciliter l'infection appendiculaire.

L'*âge* constitue une condition prédisposante de premier ordre : on observe sans doute l'appendicite à tout âge : deux de nos malades avaient dépassé la soixantaine ; mais l'enfant est frappé beaucoup plus souvent que l'adulte, et celui-ci plus encore que le vieillard. D'après Fitz, dont le relevé porte sur 228 cas, le maximum de fréquence est de dix à vingt ans, il est de 38 pour 100 : de vingt à trente ans il s'abaisse à 28 pour 100, de trente à quarante il n'est que de 15 pour 100. Au-dessous de dix ans, la fréquence, d'après Matterstock, s'élève avec l'âge : les enfants au-dessus de cinq ans sont beaucoup plus souvent atteints que les enfants au-dessous de cinq ans.

Le *sexe* masculin est relevé plus souvent dans les statistiques. Maurin[1], sur 94 cas, note 78 hommes et 16 femmes ; sur 392 observations, Pravaz trouve 295 hommes et 97 femmes. Toutes les autres statistiques plaident dans le même sens ; bien qu'on n'en comprenne pas la raison, l'influence du sexe est bien manifeste.

On attribue une certaine influence aux troubles intestinaux, à la constipation (Talamon), à l'embarras gastrique, au régime alimentaire, aux repas copieux. Sur 171 cas, Le Guern note 9 fois un écart de régime précédant de peu l'apparition de l'appendicite. Hayem, Bouchard ont signalé la fréquence des poussées d'appendicite chez les dyspeptiques avec stase gastrique. Ces influences générales sont peut-être l'explication des appendicites *épidémiques* dont Roux, Goluboff[2] ont rapporté des exemples : nous comprenons leur rôle.

On a invoqué encore le refroidissement, le traumatisme. Ils agissent sur un terrain préparé pour créer une condition de moindre résistance. Page[3] signale également cette relation de l'appendicite et du traumatisme. Sur un de mes opérés, elle était également bien remarquable : un enfant reçoit un coup de pied dans le ventre et tombe par terre : le lendemain il est pris d'une douleur dans la fosse iliaque, de vomissements ; je le vois au cinquième jour : il était en pleine péritonite, l'appendice était perforé.

Les fatigues excessives, les exercices violents sont encore invoqués comme des causes prédisposantes de l'appendicite : on explique ainsi la fréquence de l'appendicite en certaines régions où les sports sont élevés à la hauteur d'une institution. Robinson[4] invoque l'action directe des contractions du muscle psoas iliaque sur l'appendicite ; il est probable que le mode d'action des exercices violents est moins direct : ils agissent en diminuant la résistance de l'organisme par le surmenage et en préparant le terrain à l'infection.

1. MAURIN, *loco cit.*
2. GOLUBOFF, *Medicina*, 1896, n° 12.
3. PAGE, *The Lancet*, 1894.
4. ROBINSON, *Med. Record*, nov. 1895, p. 756.

ANATOMIE PATHOLOGIQUE DE L'APPENDICITE

Quelle qu'en soit la cause, la virulence des microbes, du coli-bacille le plus souvent, est exaltée; que va-t-il se passer? Une inflammation locale, ayant son siège dans la paroi même de l'appendice, un phlegmon dû à l'infection et à la contamination des tissus avoisinants, une péritonite diffuse et généralisée dans certains cas, voilà quelle en est la conséquence. Ces diverses lésions, appendicite, péri-appendicite, péritonite généralisée, représentent les diverses étapes d'une infection qui de locale devient générale. Les termes de cette progression peuvent être renversés : l'appendicite cause parfois la péritonite sans que le retentissement sur la région de la fosse iliaque ait eu le temps de s'effectuer. Tout réside dans la virulence du microbe, et dans la résistance que l'organe est capable de lui opposer. Si la virulence est extrême, la péritonite avec ou sans perforation se produit avec la même rapidité que si on avait injecté dans un péritoine irrité une culture pure de coli-bacille. Si la virulence est moindre, ou que la phagocytose arrête les progrès de l'invasion, la marche est plus lente, la suppuration, une suppuration péri-appendiculaire traduit la réaction de l'organisme. Enfin, que la virulence soit encore plus faible, et les lésions restent localisées à l'appendice; l'appendicite simple, sans suppuration périphérique, sans infection à distance, voilà le degré le plus atténué, la forme la plus heureuse de l'appendicite, elle guérit toujours ou presque toujours, mais le foyer est long à s'éteindre : il reste prêt à se réveiller sans la moindre influence, et constitue ces appendicites à rechutes, qui nécessitent toujours l'intervention chirurgicale, mais ne correspondent pas à un type anatomique défini.

Telle est dans les grandes lignes la marche, l'évolution anatomique de l'appendicite.

Il y a lieu d'étudier les quatre ordres de lésions que voici : 1° les *lésions de l'appendicite*, 2° les *lésions péri-appendiculaires*, 3° les *lésions à distance* et 4° la *péritonite généralisée*.

1° LÉSIONS DE L'APPENDICE

On a décrit plusieurs types anatomiques d'appendicite, et Sonnenburg[1] récemment encore divisait les appendicites en simples, perforantes, suppuratives et gangreneuses.

---

1. Sonnenburg, Pathologie und Therapie der Perityphlitis, *Deutsch. Zeitsch. f. Chir.*, XXXVIII, 2-3, p. 155.

Sont-ce là des types anatomiques très tranchés, avec des lésions très différentes? non. L'appendicite perforante suppurative, l'appendicite gangreneuse peut débuter par les lésions de l'appendicite catarrhale; ce ne sont donc pas des lésions différentes, ce sont des degrés, des stades successifs d'une évolution qui commence à l'appendicite catarrhale et aboutit à l'appendicite perforante ou gangreneuse. L'appendicite catarrhale en est le degré le plus atténué, l'appendicite perforante ou gangreneuse en constitue le stade le plus avancé. Suivant que la virulence de cette dernière est faible ou extrême, les étapes de l'inflammation appendiculaire sont parcourues plus ou moins rapidement.

Il y a donc avantage à grouper dans une même description les lésions de l'appendice enflammé; la seule distinction qui s'impose est celle des infections, d'après leur agent pathogène, en infections non spécifiques et en affections spécifiques (tuberculose).

I. Infections non spécifiques. — L'*appendicite aiguë* se caractérise par une inflammation diffuse étendue à toute l'épaisseur des parois de l'appendice : extérieurement l'appendice est gros, bosselé, dur et moniliforme. A la coupe sa lumière est obstruée, sa cavité pleine de pus.

Les parois sont le siège d'une infiltration embryonnaire surtout marquée au niveau de la muqueuse et de la sous-muqueuse. La muqueuse est bientôt détruite par places, la musculaire résiste encore; si elle cède, la séreuse est envahie de sa face profonde vers sa face superficielle.

Dans l'évolution de ces lésions, un rôle tout particulier est dévolu aux follicules clos, qui existent en si grand nombre dans la couche sous-muqueuse de l'appendice normal. Quénu[1], Pilliet et Costes[2], Siredey et Le Roy[3] ont insisté sur le mécanisme et le rôle des altérations folliculaires dans la pathogénie des ulcérations de l'appendice. Sous l'influence des corps irritants, microbes ou toxines, absorbés par les voies lymphatiques, et amenés au follicule, les vaisseaux subissent une diapédèse considérable, les cellules lymphatiques s'accumulent, au sommet de l'anse vasculaire. Les vaisseaux se thrombosent, le centre du follicule se nécrose, et ainsi se constitue l'abcès miliaire initial : à un degré de plus, le follicule nécrosé s'est ouvert dans la cavité de l'appendice, on n'en retrouve plus la trace.

Au pourtour du follicule l'infiltration embryonnaire se propage et s'étend jusqu'à la séreuse, qui, irritée, contracte des adhérences. Les plans musculaires envahis par l'inflammation se détruisent, et la séreuse elle-même est atteinte.

Ainsi se produit la perforation de l'appendice : que l'inflammation s'arrête à l'un quelconque des stades de son évolution, et il en résultera un appendice dans lequel on trouvera des ulcérations en dedans, et des adhé-

1. Quénu, *Bull. et mém. de la Soc. de chir.*, 1892, p. 430.

2. Pilliet et Costè, Etude sur l'appendicite folliculaire, *Bull. de la Soc. anat.*, 1895, p. 19.

3. Siredey et Le Roy, Soc. méd. des hôp. et *Presse méd.*, janv. 1897, XLV.

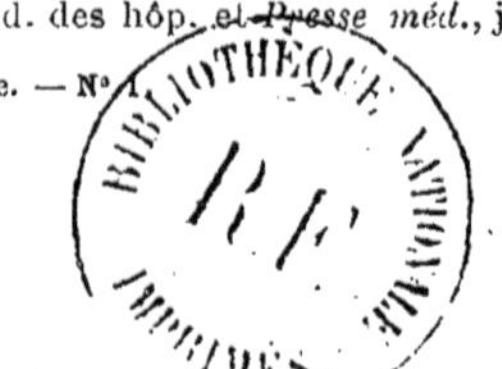

rences au dehors : c'est le stade le plus bénin de l'inflammation folliculaire.

Que les lésions suivent leur progression régulière, c'est la *perforation* ou
la *gangrène* de l'appendice qui se produira. Perforation si l'inflammation
prédomine en un point, gangrène si la diffusion de l'inflammation atteint
tous les vaisseaux à la fois : perforation et gangrène sont donc deux
lésions identiques, qu'une simple question de degré délimite et sépare :
la perforation siège surtout à la pointe de l'appendice, plus rarement
à la base, à l'union du cæcum et de l'appendice. Simple orifice punctiforme,
perforation arrondie ou ovalaire à bords déchiquetés, la perte de substance
revêt des formes multiples. Circulaire, entourant d'un cercle complet toute
la circonférence de l'appendice, elle détache de celui-ci un segment plus ou
moins étendu, que l'on trouve complètement libre. Ce fragment isolé peut
continuer à vivre s'il a contracté des adhérences avec les parties voisines [1].
Si tout l'appendice est détaché, ses parois sont sphacélées et ses fragments
se perdent en lambeaux dans les produits de la suppuration ; et si le malade
guérit, la guérison sera d'autant plus complète que l'appendice aura été
complètement détruit.

Dans la production de la gangrène de l'appendice, l'inflammation joue
un rôle prédominant par rapport à l'élément mécanique. Si certains faits
semblent démontrer l'influence mécanique d'un corps étranger, tels ceux
de Mac Burney, de Dalton, de Murray, nous attribuons pour notre part
l'influence prépondérante à l'inflammation septique.

La perforation n'est pas fatale et l'inflammation, à quelque stade qu'elle
soit arrivée, peut s'arrêter ou rétrocéder ; la phagocytose triomphe. Les
lésions se transforment ; d'embryonnaire l'infiltration devient scléreuse ; elle
fait place à un rétrécissement fibreux, ou si la sclérose s'étend à tout l'appendice, celui-ci s'oblitère ; il reste un cordon fibreux sans cavité, sans
importance, sans dangers. Renvers [2] a constaté treize fois ce mécanisme
de la guérison par transformation fibreuse de l'appendice.

Mais cette heureuse transformation ne s'effectue pas toujours aussi parfaitement : le foyer reste mal éteint, l'inflammation est latente, et reste
prête à se réveiller sous la moindre cause. Ainsi est constituée la variété
d'appendicite dite à *rechutes*, à *répétition*, qu'on ferait mieux d'appeler
appendicite chronique, dont les lésions sont multiples et variables. L'appendicite chronique est une forme clinique que ne caractérise aucune lésion
spéciale : anatomiquement elle est constituée par un processus d'inflammation
chronique aboutissant à l'atrophie des follicules et à la sclérose des tissus
sous-jacents (Siredey).

Appendice gros et ferme avec mucus ou pus dans la cavité [3], appendice
irrégulier, bosselé, moniliformes et à cavité retrécie [4], avec ou sans corps

---

1. Roux, *Rev. méd. de la Suisse romande*, 20 mai 1890, p. 46.
2. Renvers, Soc. de méd. int. de Berlin, 22 déc. 1890, *Merc. méd.*, 1891, n° 22.
3. Sonnenburg, *Berl. klin. Woch.*, 1896, n° 22.
4. Février, *Arch. prov. de chir.*, 1896, p. 405.

étrangers, appendice kystique avec oblitération complète de la cavité, appendice perforé[1], tous les degrés s'observent dans ces appendicites à rechutes opérées à froid : la muqueuse est ulcérée, la paroi parsemée d'abcès miliaires; tantôt l'appendice est seul lésé et libre d'adhérences, tantôt on retrouve à son pourtour des lésions péri-appendiculaires, constituées par des adhérences ou même un abcès, mais ce sont là des lésions éteintes depuis la dernière crise, des lésions refroidies, qui laissent le malade aller et venir, avec de légères douleurs, et n'attendent qu'une occasion pour se révéler par une crise plus violente, ou par une péritonite généralisée. Dans ces exsudats péri-appendiculaires, dans l'appendice lui-même, on retrouve les mêmes microbes que dans les appendicites aiguës, coli-bacille, streptocoque, pneumocoque, staphylocoque[2].

II. Infection spécifique. Appendicite tuberculeuse. — A côté de ces lésions produites par les microbes pyogènes habituels, il est des appendicites tuberculeuses dues à la localisation sur l'appendice du bacille de Koch.

L'appendicite tuberculeuse est peu connue, mal étudiée ; on n'a que rarement l'occasion de réséquer à froid un appendice tuberculeux, et quand il y a suppuration et perforation, l'appendice est perdu au milieu des exsudats ; on ne soupçonne souvent la tuberculose que par la persistance de la fistule.

Les lésions tuberculeuses de l'appendice rappellent celles de la tuberculose intestinale ; infiltration tuberculeuse dans la sous-muqueuse, caséification, ouverture du foyer ramolli du côté de la muqueuse, ulcération progressive des parois musculaires et séreuses de dedans en dehors, et finalement perforation[3].

Une fois la perforation constituée, les lésions péri-appendiculaires seront les mêmes que dans les appendicites vulgaires.

2° LÉSIONS PÉRI-APPENDICULAIRES

L'inflammation de l'appendice retentit à son pourtour; exceptionnellement le pus se développe au-dessous du péritoine, dans le tissu cellulaire de la fosse iliaque[4] : l'appendice étant toujours intra-péritonéal, c'est le péritoine qui subit le premier le contre-coup de sa réaction. La péritonite localisée coïncide presque toujours avec l'appendicite, elle se manifeste sous deux formes, *adhésive* ou *suppurée*.

La péritonite *adhésive* apparaît de bonne heure : elle précède la perfo-

1. Poncet, *Gaz. hebd. de méd. et de chir.*, 1894, 22 déc.
2. Trèves, Observation on a further series of cases of relapsing typhlitis treated by operatio, *Brit. med. J.*, mars 1895, p. 517.
3. Nicaise, *Rev. de chir.*, 1896.
4. Aufrecht, *Therapeut. Monatshefte*, 1895, n° 5, p. 223.

ration. L'épiploon, les anses intestinales, fusionnées autour de l'appendice enflammé, forment une barrière protectrice contre la perforation, si elle venait à se produire.

La *péritonite suppurée* succède en général à la perforation et rarement la précède. Elle est fréquente, presque constante; Sonnenburg[1] sur 80 cas n'en trouve que 4 sans suppuration. Sahli[2] regarde également la suppuration comme la règle. Le pus s'enkyste au milieu des fausses membranes : il a une odeur très fétide : il contient des scybales, des matières fécales délayées, quelquefois des gaz[3], des débris d'appendice.

Le siège des abcès appendiculaires est très variable; en se plaçant au double point de vue de la clinique et de l'opération, il y a plusieurs détails à préciser. La classification de Gerster ne répond plus aux progrès de l'anatomie pathologique, il convient de la reviser.

a. Le cæcum est en situation normale, c'est-à-dire dans la fosse iliaque.

L'appendice occupe par rapport au cæcum une situation variable; il est interne ou externe, ascendant ou descendant, antérieur ou postérieur[4]. La perforation elle-même qui précède l'abcès se fait haute ou basse, de là des variétés nombreuses du siège pour l'abcès iléo-cæcal.

L'abcès siège en avant, c'est le type antérieur ou ilio-inguinal de Gerster : la collection est pré-cæcale, elle est développée immédiatement en arrière de la paroi, dans l'angle formé par la paroi de la fosse iliaque, ou peu au-dessus; le cæcum est en arrière; à l'incision on tombe directement dans la cavité de l'abcès.

L'abcès siège en arrière (type postérieur de Gerster) : le cæcum est au contact de la paroi et la sépare de l'abcès. Pour aborder ce dernier, il faut contourner le cæcum, soit en bas, soit en dedans.

b. Le cæcum n'a pas toujours la situation iliaque qu'on lui reconnaît comme habituelle : j'ai insisté dans un autre travail sur l'importance clinique de ces variations dans la topographie du cæcum, variations qu'on observe surtout chez l'enfant[5].

L'abcès péri-cæcal affectera dès lors un siège tout à fait différent : le cæcum est à l'ombilic, l'abcès se présentera comme un phlegmon *péri* ou *sous-ombilical.* Le cæcum est au devant du rein; on observera un abcès *pré-rénal* comme un phlegmon périnéphrétique, à la fois intra et sous-péritonéal, avec des fusées purulentes dans les couches musculaires de la paroi, comme j'en ai observé un cas.

Le cæcum est dans le petit bassin; ce sera un abcès *pelvien* par son siège, par ses connexions, par les communications secondaires qu'il présentera soit avec la vessie, soit avec le rectum[6].

---

1. Sonnenburg, *loco cit.*
2. Sahli. Ueber die Pathologie und Therapie bei Perityphlitis, *Corresp. Bl. f. sch. A.,* sept. et oct. 1894.
3. Gerster, *New York med J.,* 5 juil. 1890.
4. Lafforgue, *loco cit.*
5. Leguru, La situation du cæcum chez l'enfant, *Bull. de la Soc. anat.,* 1891.
6. Jackle, th. de Marburg, 1888; — Nichl, th. de Munich, 1892.

Enfin le cæcum est dans une hernie ; l'abcès aura un siège variable avec la nature de la hernie et se présentera comme un phlegmon herniaire [1].

Quel que soit leur siège, ces abcès peuvent s'ouvrir dans la cavité péritonéale, où ils provoquent une péritonite, et dans un des viscères voisins ; il en résulte une fistule pyo-stercorale, parce que l'abcès communique le plus souvent avec la cavité de l'appendice.

La caractéristique de ces abcès péri-appendiculaires, c'est qu'ils se développent au contact de l'appendice ; on trouve toujours ce dernier en connexion, en continuité avec le foyer de l'abcès.

D'autres fois des suppurations se développent à distance, et sans qu'il y ait entre elles et l'appendice une relation de continuité.

3° LÉSIONS A DISTANCE

Les abcès péri-appendiculaires se propagent parfois, surtout lorsqu'ils siègent dans le tissu cellulaire rétro-péritonéal, au canal inguinal (Schwartz), s'étendent dans le bassin, dans l'hypocondre. Ces abcès par propagation constituent une sorte de transition entre les abcès péri-appendiculaires proprement dits et les suppurations de voisinage qu'il nous reste à signaler.

Celles-ci se font dans le tissu cellulaire de la fosse iliaque (Schuchardt, G. Marchand, Reclus) ; ce sont les paratyphlites de Schuchart, il n'y a pas continuité entre l'abcès et le foyer appendiculaire.

Mais le plus souvent, la suppuration secondaire se fait loin de l'appendice et de la fosse iliaque [2], et ces abcès à distance s'observent aussi bien dans l'appendicite à marche lente, avec ou sans perforation.

Dans la *paroi abdominale* on voit des abcès se former au-dessus de l'ombilic, dans la gaine des muscles droits, dans la région costale inférieure, dans la fosse iliaque gauche, dans la cavité de Retzius. La poche est indépendante de la cavité péritonéale, dont la sépare une zone de tissu lardacé de péritonite plastique.

Dans le *péritoine*, le siège de ces abcès secondaires varie : on les a trouvés à peu de distance du cæcum (Terrier), dans le petit bassin, à la partie supérieure de la vessie [3], dans la fosse iliaque gauche (Monod, Chupin), au niveau de l'angle du côlon ascendant ou du côlon transverse (Jalaguier), sous le diaphragme (Eisenohr, Starck, Salzwedel, Scheurlein) [4]. Ces abcès se présentent comme des péritonites enkystées, limitées par des anses intestinales et de l'épiploon, reliés souvent au foyer cæcal par une traînée de péritonite plastique. Ces foyers sont multiples, d'où la dénomination de *péritonite*

---

1. CHARNOIS, *Des hernies du cæcum compliquées d'appendicite*, thèse de Lyon, 1894 ; — MONKS, *Bost. med. and surg. J.*, juin 1890 ; — GANGOLPHE, *Lyon médical*, 1892 ; — SAUVAGE, th. de Paris, 1894 ; — ALBI, th. de Paris, 1894 ; — BARIÉTY, *Des hernies de l'appendice cæcal compliquées d'appendicite*, thèse de Paris, 1895, n° 276.

2. PIARD, *Des suppurations à distance dans l'appendicite*, thèse de Paris, 1896.

3. BRUN, *Presse médicale*, 1896, p. 341.

4. SIRAUD, *Gaz. des hôp.*, 14 juin 1892.

enkystée à foyers multiples proposée par Nélaton, dénomination d'autant plus légitime que ces abcès ne sont qu'une forme atténuée, limitée, localisée des péritonites diffuses, que nous étudierons plus loin.

Dans le *foie*, les abcès d'origine appendiculaire signalés par Ashby[1], Gendrin[2] ont été étudiés par Achard[3], Berthelin[4]; les lésions inflammatoires de l'appendice peuvent en être le point de départ aussi bien que les appendicites ulcéreuses et perforantes; ils sont plus fréquents toutefois dans les appendicites subaiguës et chroniques. La suppuration hépatique est caractérisée par des abcès alvéolaires, à cavités inégales, multilobées. La veine porte dans son tronc ou dans ses racines est thrombosée : elle est en effet la voie de transport suivie par l'infection de l'appendice au parenchyme hépatique.

Dans la *plèvre*, la suppuration d'origine appendiculaire n'est pas rare : Wolbrecht la mentionne dans 38 pour 100 des cas, et Kœrte[5] 4 fois sur 24 cas : la pleurésie purulente est alors généralement unilatérale et siège à droite. Elle résulte parfois de la propagation d'un abcès sous-pleural, d'une perforation du diaphragme au cours d'une péritonite suppurée (Monod); d'autres fois elle est la conséquence d'une infection à distance, dont les lymphatiques sont sans doute la voie. Elle est alors, comme la péritonite, enkystée et à foyers multiples.

Enfin on observe encore des abcès dans le poumon (Legg), dans le cerveau (Mac Clellan, Roux), dans la parotide (Achard, Routier, Vaussy, Roux), dans le rein (Wallès), dans la rate (Oppenheiner) : l'endocardite est signalée par Schwartz, Tuffier, Achard[6].

Dans tous les cas où l'examen bactériologique a été fait, on a retrouvé soit le coli-bacille, soit le streptocoque, soit ces deux microbes associés.

Envisagées au point de vue de leur pathogénie, ces suppurations à distance se divisent en deux classes : les unes sont voisines de l'appendice, sans lui être contiguës; on trouve entre elles et l'appendice des traînées d'adhérences; ainsi se présentent les phlegmons iliaques à distance, les abcès de la paroi, les abcès péritonéaux éloignés. Ils résultent du transport de l'infection à distance par l'intermédiaire des lymphatiques nouvellement développés au niveau des adhérences anormales. Les autres, les abcès éloignés, les suppurations viscérales, résultent du transport par la voie veineuse ou lymphatique des éléments microbiens puisés par ces vaisseaux au foyer primitif de l'infection, réalisant une septicémie locale ou générale (Piard)[7].

1. *Lancet*, 1er nov. 1879.
2. Gendron, *De la péritonite suppurée*, thèse de Paris, 1883.
3. Achard, Soc. méd. des hôp., 16 nov. 1894.
4. Berthelin, th. de Paris, 1893.
5. Kœrte, *Klin. Woch.*, 1891, nos 26 et 27.
6. Soc. méd. des hôp., 6 nov. 1894.
7. Pearce Gould, Soc. chir. de Londres, 6 mars 1891, et *Sem. méd.*, 11 mars 1891, p. 91.

4° PÉRITONITE GÉNÉRALISÉE

C'est une complication fréquente de l'appendicite. Elle se produit dans deux conditions : tantôt elle résulte de la perforation de l'appendice ou d'un abcès péri-appendiculaire, tantôt elle résulte de la propagation à la séreuse de l'infection appendiculaire, sans qu'il y ait perforation de ce dernier (Poncet) [1].

Dans tous les cas, on retrouve dans le péritoine infecté les mêmes microbes que dans l'appendice. Macaigne [2] a étudié bactériologiquement 18 cas de péritonites suppurées d'origine appendiculaire opérées par Monod. Le pus de ces péritonites contenait généralement un grand nombre de microbes, micro-coques, streptocoques, coli-bacilles, staphylocoques. Dans la majorité des cas, on constatait surtout deux microbes, le streptocoque et le coli-bacille.

Ces microbes arrivent donc dans le péritoine avec une virulence exaltée, et cette virulence entre pour une part considérable dans la gravité et les allures des péritonites qui en sont la conséquence (Dieulafoy).

La péritonite affecte plusieurs formes.

1° La *péritonite septique diffuse* (septicémie péritonéale de Mickulicz, intoxication péritonéale de Jalaguier) [3] n'est pour ainsi dire caractérisée par aucune lésion ; celles-ci n'ont pas le temps de se produire. A l'ouverture du péritoine, on trouve seulement un liquide louche, sanieux, fétide, accumulé surtout dans les flancs et dans le bassin, on trouve les anses intestinales dis-tendues et vascularisées ; il n'y a pas d'adhérences, pas de fausses membranes.

2° La *péritonite purulente généralisée* est caractérisée par la présence dans la cavité péritonéale d'une quantité de pus plus ou moins considérable. La présence du pus traduit la réaction de l'organisme, réaction tendant à la défense par destruction phagocytaire des agents de l'infection. Suivant que la suppuration est diffuse, ou quoique généralisée, enkystée en foyers multiples, la péritonite purulente présente deux variétés anatomiques, tant ses caractères et sa gravité sont différents.

La *péritonite suppurée sans adhérences* [4] est celle dans laquelle on trouve le pus dans toutes les régions de l'abdomen, sans adhérences pour l'enkyster ou limiter sa diffusion : les anses intestinales, énormément distendues, sont tapissées d'un enduit fibrineux ; le pus est sanieux et brunâtre à la partie supérieure de la cavité abdominale ; il est d'autant plus net comme caractères qu'on se rapproche davantage de la région cæcale, où il est nettement phlegmoneux : dans le bassin, il prend un aspect blanchâtre, laiteux comme Routier, Mac Burney [5] l'ont signalé.

1. Poncet, Acad. de méd., 1892, et Margery, th. de Lyon, 1892.
2. Dieulafoy, *loco cit.*, p. 125.
3. Jalaguier, Soc. de chir., juil. 1895, et *Merc. méd.*, 1895. p. 374.
4. Soc. chir., 1895.
5. *Med. Record.* 30 mars 1895, t. I, p. 383.

Si tout en étant généralisée la péritonite est cantonnée en deux ou trois grands foyers, occupant la moitié ou le tiers de la cavité péritonéale, on aura une forme intermédiaire entre la précédente et la suivante. Cette forme intermédiaire serait même, d'après Jalaguier, beaucoup plus fréquente que la péritonite suppurée sans adhérences; elle correspond au premier type de la péritonite fibrino-purulente généralisée progressive de Sonnenburg [1].

La *péritonite généralisée et suppurée* avec *adhérences* (péritonite généralisée à foyers péritonéaux multiples de Nélaton, deuxième type de la péritonite purulente généralisée progressive de Sonnenburg) est caractérisée par la constitution d'adhérences solides, qui cloisonnent la cavité péritonéale, et circonscrivent la suppuration en des foyers multiples. Nous revenons ainsi au degré le plus atténué, à la péritonite partielle, c'est-à-dire à l'abcès d'origine appendiculaire à distance.

FORMES CLINIQUES

Une douleur locales et des phénomènes généraux d'intensité variable traduisent l'appendicite.

La douleur apparaît en général d'une façon brusque et soudaine; elle est quelquefois précédée pendant quelques jours de troubles digestifs assez vagues.

Elle siège ou elle a son maximum à un pouce et demi ou deux pouces en dedans de l'épine iliaque antérieure et supérieure, sur une ligne rejoignant cette éminence osseuse à l'ombilic; c'est le point de Mac Burney. De ce point, où elle reste rarement localisée, elle s'irradie à tout l'abdomen, au pli de l'aine, à l'ombilic, au pubis, au flanc droit, au testicule, qui est rétracté, au membre inférieur, dont les mouvements sont difficiles. La gêne des mouvements du membre fut le premier signe chez deux de mes malades.

En examinant la fosse iliaque, on constate de bonne heure un phénomène qui se rattache à la douleur, c'est la contracture musculaire, la défense de la paroi; M. Dieulafoy a constaté également une hyperesthésie de la peau; le contact de la pulpe du doigt, de la pointe d'un crayon, est senti d'une façon beaucoup plus vive que de l'autre côté.

Des signes généraux coïncident avec l'apparition de la douleur; la langue est sèche, les vomissements sont alimentaires, puis bilieux, la constipation est habituelle, le pouls est rapide et petit, la température s'élève à 38° ou 39°, le facies se grippe. Tout ce cortège est l'indice d'une infection.

Suivant les cas, les allures de la maladie sont bruyantes ou plus silencieuses, la marche est différente, et on décrit habituellement à l'appendicite quatre formes cliniques; ce sont : 1° l'appendicite avec péritonite géné-

---

1. Sonnenburg et Finkelstein, *Deutsch. Zeitsch. f. Chir.*, t. XXXVIII, 1894, p. 155.

ralisée, 2° l'appendicite suppurée, 3° l'appendicite catarrhale, 4° l'appendicite à rechutes.

1° L'*appendicite avec péritonite généralisée*, appendicite perforante ou non perforante, mais suraiguë, se caractérise de suite par des signes généraux graves ; les signes locaux restent atténués, masqués qu'ils sont par la prédominance des signes de l'infection générale. Une douleur brusque et subite, avec frisson et sensation de refroidissement, frappe un malade jusqu'alors en pleine santé : la douleur est localisée à la fosse iliaque, ou bien le malade souffre partout dans le ventre, il ne peut préciser un point localisé. Les vomissements se répétent avec ténacité, et prennent bientôt la teinte verdâtre des vomissements fécaloïdes. La constipation est absolue ; le ventre se ballonne légèrement, la température oscille autour de 38°, dépasse rarement 39°, mais s'abaisse parfois autour de 37°. Le pouls est petit, rapide et fuyant et le facies prend cet aspect grippé si caractéristique des infections péritonéales. Le ventre est ballonné et sonore, également sensible partout ; c'est à peine si dans la fosse iliaque droite ou sent une résistance musculaire plus accentuée.

En quelques heures, en un ou deux jours, le malade meurt. Tel est le tableau clinique de l'appendicite suraiguë avec péritonite généralisée.

2° L'*appendicite avec péritonite localisée et suppuration circonscrite* n'a pas au début de caractères qui lui soient propres et la distinguent des autres formes. Tantôt le début s'accuse avec la brusquerie, la soudaineté et la violence inquiétante de la forme précédente, tantôt le début est plus calme ; pendant quelques jours, on voit paraître les signes d'une appendicite simple, et ce n'est qu'au bout de deux ou trois jours que se développe dans la fosse iliaque une tuméfaction appréciable.

Au-dessus de l'arcade crurale, en arrière d'une paroi qui se défend, on sent mal, on définit difficilement une tuméfaction vague ; elle est douloureuse au palper, presque toujours sonore plutôt que mate à la percussion. La fluctuation ne s'y perçoit que rarement, trop tard pour qu'on soit autorisé à l'attendre.

Les signes généraux subissent, s'ils ont été gravement accusés au début, une rémission trompeuse ; ils s'exagèrent au contraire, s'ils étaient atténués au début et peu marqués. La langue reste blanche et sèche, les vomissements persistent sans être fécaloïdes, la constipation n'est pas absolue, la température est à 38°, le pouls à 110 ou 120, les yeux sont cernés, et les conjonctives souvent ictériques.

3° L'*appendicite simple*, *sans perforation*, débute quelquefois par une douleur brusque, et les phénomènes généraux graves : plus souvent l'allure est dès le début plus bénigne. En général voici comment les choses se passent ; après un ou deux jours de malaise, une douleur paraît dans la fosse iliaque ; la langue est sèche, il y a quelques vomissements, le ventre est un peu ballonné, mais légèrement ; la température est à 38°, et le pouls à 80 ou 90. N'était la douleur, on dirait une grippe légère, un embarras gastrique fébrile.

Localement on ne sent rien ; la paroi musculaire se défend moins, on ne

sent pas au-dessous de tuméfaction appréciable, on ne sent pas l'appendice.
Une fois cependant j'ai senti, mais sous le chloroforme, un petit cylindre
allongé : je ne pensais pas que ce pût être l'appendice. L'opération faite
sur l'heure me montra que c'était bien lui que j'avais senti. C'est là un fait
exceptionnel, et la règle c'est qu'on ne le sent pas.

Si on n'intervient pas, la maladie peut évoluer dans deux sens différents :
après un ou deux jours tout rentre dans l'ordre, la douleur diminue, les
vomissements cessent, l'appétit revient, la température s'abaisse, et le malade
guérit conservant souvent sous forme de douleurs vagues le souvenir de
la première attaque. D'autres fois, au bout de quelques jours, la rémission
espérée ne s'effectue pas : la douleur s'exagère, la température reste au
dessus de la normale, un abcès se forme, l'appendicite est devenue suppurée.

4° L'*appendicite chronique* se présente avec des allures essentiellement
variables : des douleurs intermittentes ou continuelles dans la fosse iliaque
la caractérisent en général; les douleurs ne sont pas assez vives pour
empêcher le malade de vaquer à ses occupations. Il n'y a pas de phénomènes
généraux, pas de fièvre, pas de troubles digestifs. Les douleurs elles-mêmes
peuvent manquer, malgré la persistance de lésions susceptibles de se
réveiller un jour. Quand il n'y a pas eu suppuration et destruction de l'appendice, on ne peut jamais affirmer que le mal est complètement guéri.
Un jour brusquement une nouvelle attaque se produit; c'est une récidive
d'appendicite, et celle-ci peut affecter une allure rapide, foudroyante.

Au point de vue de la marche, l'appendicite est donc *suraiguë*, *aiguë*,
subaiguë ou *chronique* : mais à chaque étape l'affection peut brusquement
changer d'allure; s'il est incontestable qu'il y a des formes graves et des
formes bénignes, il est impossible, quand une appendicite commence, de
prévoir quelles surprises sont réservées (Dieulafoy). Le pronostic doit donc
être toujours très sombre, et l'éventualité d'une péritonite généralisée doit
toujours être présente à l'esprit.

Le *diagnostic* de l'appendicite n'est pas toujours facile à établir dans les
premières heures de l'affection; on peut confondre et on confond souvent
l'appendicite avec la colique hépatique, avec la colique néphrétique. Je ne
puis passer en revue toutes les maladies avec lesquelles le diagnostic diffé-
rentiel est à faire, et je dirai seulement qu'on doit penser à l'appendicite
toutes les fois qu'il y a douleur dans la fosse iliaque et élévation de la température. Une des causes d'erreur les plus fréquentes est celle qui consiste
chez la femme à prendre l'appendicite pour une salpingite ou la salpingite
pour une appendicite. Les relations anatomiques entre les trompes et
l'appendice, le retentissement à distance des douleurs salpingiennes, la
douleur iliaque de la salpingite sont la cause de cette erreur, qu'il est facile
cependant d'éviter en pratiquant l'exploration des annexes, en même temps
que l'exploration de la fosse iliaque.

Mais ce qui devient très difficile c'est de définir la forme de l'appendicite,
d'établir la virulence de l'infection, de dire si la séreuse est infectée ou protégée, si l'appendice est ou non perforé. Cette question est cependant capitale pour formuler des indications thérapeutiques précises.

Le malade à ce point de vue se présente dans trois conditions différentes : *1° avec les signes de péritonite généralisée, 2° avec une tuméfaction iliaque, 3° avec des douleurs dans la fosse iliaque sans tuméfaction et sans péritonite.*

1° Il y a des signes de péritonite généralisée. — Un malade a été pris deux ou trois jours auparavant d'une douleur brusque et subite; depuis lors il vomit et il est constipé : la fièvre est peu élevée, mais le ventre est ballonné. La constipation, les vomissements, le ballonnement du ventre attirent surtout l'attention : on croit à une *occlusion intestinale*, à un *étranglement interne.*

En général cependant le début brusque par la douleur à droite, la sensibilité générale de tout le ventre avec prédominance à droite, le peu de ballonnement dans certains cas, l'élévation de la température, la rapidité extrême du pouls, la constipation moins absolue, sont les signes distinctifs de la péritonite généralisée. Le toucher rectal dans ces conditions révèle l'existence dans le cul-de-sac de Douglas d'une tuméfaction vague et diffuse, ou d'une collection molle et dépressible.

La rapidité du pouls, l'élévation de la température, le développement relativement modéré du ventre sont les signes sur lesquels on se base pour diagnostiquer la péritonite. Mais ces signes eux-mêmes peuvent tromper; il est des péritonites en quelque sorte latentes : nous avons opéré en pleine péritonite suppurée un malade de soixante ans, sa température était à 37°, 2. Murphy [1] a vu des malades qui avaient avec une péritonite généralisée un pouls à 80 et une température à 37°. Il y a donc des cas dans lesquels le diagnostic est bien difficile à formuler.

Quand la péritonite est évidente, c'est d'après le début à droite, la résistance musculaire prédominante de ce côté, qu'il sera permis de reconnaître la péritonite appendiculaire. La perforation de l'estomac [2], la rupture d'une salpingite pourraient donner le change : dans le premier cas, la douleur prédomine à l'épigastre, dans le second l'utérus est enveloppé de masses annexielles adhérentes. Le diagnostic est donc possible; et d'ailleurs comme l'appendicite est la cause de beaucoup la plus fréquente des péritonites par perforation, on peut dire qu'en présence d'une péritonite par perforation, dont on ne trouve pas la cause, c'est à l'appendicite qu'il faut penser.

Peut-on aller plus loin dans le diagnostic, et en présence d'une péritonite généralisée dont on constate l'existence, peut-on dire s'il s'agit d'une septicémie suraiguë, sans pus, sans fausses membranes, ou d'une péritonite vraie, d'une péritonite suppurée, généralisée, à grands foyers enkystés?

Certains le pensent, d'aucuns le contestent. Jalaguier [3] s'est efforcé d'après l'analyse de ses observations de tracer les signes distinctifs de ces deux formes de péritonite.

---

1. Murphy, *J. amer. med. Assoc.*, 23 mars 1895, t. 1, p. 433.
2. Pasteau, Bull. de la Soc. anat., 1895, p. 740.
3. Jalaguier, *Mercredi médical*, 1895, n° 32, p. 374.

La *péritonite septique diffuse* débute fréquemment comme une simple indigestion, la douleur abdominale est peu marquée, les vomissements sont peu abondants, la constipation est parfois remplacée par de la diarrhée. Le météorisme est nul, ou prédomine seulement autour de l'ombilic : la température de 39° le premier jour descend ultérieurement à 37° : en même temps le pouls est élevé, il est irrégulier. La respiration est régulière et affecte le type abdominal. La langue est humide quoique saburrale, rouge à la pointe et sur les bords. Le facies est terreux, plombé, jaunâtre. La palpation du ventre est presque indolore, les muscles sont à peine contracturés.

Ce qui caractérise donc cette forme, d'après Jalaguier, c'est l'absence presque complète de retentissement péritonéal, et on a pu penser dans certains cas soit à la grippe, soit à une fièvre typhoïde au début.

Au contraire la *péritonite purulente* débute d'une manière bruyante ; les douleurs spontanées sont plus vives, elles siègent à droite, quelquefois à gauche, les vomissements sont rebelles, ils deviennent rapidement porracés et verdâtres. La constipation est absolue, et cette forme rappelle beaucoup plus que l'autre l'occlusion intestinale. Le météorisme triomphe vite de la contracture des muscles, et se généralise. La température est à 38° ou 39°, le pouls est rapide, petit et irrégulier ; la respiration courte, anxieuse, affecte le type thoracique, parce que l'abaissement du diaphragme est douloureux. Le facies est moins altéré que dans la forme précédente, la palpation du ventre est douloureuse, surtout dans les fosses iliaques et au-dessus du pubis, le ventre est partout sonore, le pus étant accumulé au-dessous des anses intestinales. Jalaguier a constaté à plusieurs reprises la dilatation des veines sous-cutanées abdominales, au-dessus des arcades de Fallope, et quelquefois un œdème très léger, une sorte de boursouflure du tissu cellulaire sous-cutané.

Ici ce sont les signes de réaction inflammatoire qui prédominent.

A côté de ces formes tranchées, il est des formes intermédiaires pour lesquelles le diagnostic est impossible à préciser.

2° *Il y a tuméfaction iliaque.* — Ici le diagnostic est aisé : quels qu'aient été le mode de début et le cortège symptomatique de cette tuméfaction, c'est appendicite qu'il faut dire.

On disait autrefois typhlite ; de la typhlite aujourd'hui il ne faut rien retenir. L'admettre serait s'exposer à de graves mécomptes ; la nier, serait aller à l'encontre de la réalité, puisque des constatations anatomiques [1], les seules auxquelles j'attache de la valeur, ont été positives, mais en pratique il faut se comporter comme si la typhlite n'existait pas, et considérer la tuméfaction iliaque comme une appendicite.

Adhérences ou suppurations? entre les deux la distinction est subtile. Je crois pouvoir affirmer que toutes les fois qu'il y a tuméfaction, il y a du pus.

A côté de l'appendicite classique, à siège iliaque, il est, nous l'avons vu,

---

1. BAILLET, Valeur de la laparotomie dans le traitement de la typhlite simple, *Arch. prov. de chir.*, 1896, p. 19.

des appendicites de siège exceptionnel ; la tuméfaction se présente à gauche, autour du rein, dans le bassin, dans un sac herniaire. Il est impossible à l'avance d'affirmer l'appendicite, on ne peut que la supposer.

3° *Il y a douleur iliaque sans tuméfaction.* — Voici maintenant un malade qui souffre dans la fosse iliaque : l'attaque a débuté brusquement ou insidieusement, la douleur est localisée ou prédominante dans la fosse iliaque, le ventre ailleurs est peu sensible, on note seulement de la contracture musculaire à droite. Le pouls est agité, la température à 38 ou au-dessus. C'est encore l'appendicite qui se présente ici, l'appendicite au début, celle que l'on disait « catarrhale » et qui, ce soir, demain, pourra devenir perforante et causer une péritonite généralisée. Ici on ne peut que poser le diagnostic d'appendicite, sans qu'il soit permis de pronostiquer sa forme, son évolution, sa virulence, sa gravité.

L'appendicite *chronique* se reconnaît au passé du malade, aux attaques antérieures, à la douleur fixe et localisée à droite. Tout malade qui à la suite d'une attaque antérieure d'appendicite continue à souffrir dans la fosse iliaque d'une façon persistante ou par intermittence est atteint d'une appendicite chronique. Et sans pouvoir préciser la nature des lésions, on doit affirmer que le foyer n'est pas éteint, et qu'il y a un danger pour l'avenir.

Exceptionnellement on songera à la *tuberculose* chez les malades qui ont eu ou ont encore actuellement d'autres manifestations.

TRAITEMENT

La conduite à tenir en présence d'une appendicite varie suivant l'époque à laquelle on est appelé, et suivant la nature des accidents auxquels on doit remédier. On peut réduire à quatre les conditions dans lesquelles on est appelé à traiter une appendicite suivant qu'il y a 1° *péritonite généralisée*, 2° *abcès localisé*, 3° *appendicite simple sans péritonite et sans tuméfaction*, ou enfin 4° *appendicite chronique*.

1° PÉRITONITE GÉNÉRALISÉE

Brusque ou insidieuse, précoce ou tardive, la péritonite est généralisée. Deux indications se présentent : il faut ouvrir le ventre pour laver et désinfecter la séreuse, drainer le foyer de suppuration péri-cæcale, il faut traiter en même temps l'infection générale, l'intoxication, par des injections massives de solutions salines dans les veines.

Laparotomie. — L'opération doit être hâtive : les chances de guérison sont d'autant moins aléatoires que l'on intervient à une époque plus rapprochée du début des accidents. Ce n'est pas une question d'heures, c'est une question de minutes, comme le dit Willy Meyer [1]. L'opération doit être rapide : si l'état général est très gravement compromis, les extrémités déjà refroidies, il convient de pratiquer de suite des injections de sérum au cours même de l'opération, en même temps que par des linges chauds, des boules d'eau bouillante on s'efforce de ranimer et de réchauffer le malade.

Où faut-il inciser? sur la ligne médiane ou dans la fosse iliaque? Peu importe, puisque plusieurs incisions seront nésessaires. Voici comment je procède : quand la péritonite est évidente, mais quand l'origine appendiculaire de cette péritonite n'est pas prouvée et reste douteuse, j'incise d'abord sur la ligne médiane, et une fois l'appendicite reconnue je fais une incision complémentaire sur le trajet du cæcum. Au contraire lorsque l'appendicite ne fait pas de doute, mais que la péritonite n'est pas absolument confirmée, j'incise d'abord à droite, et je complète plus tard mon intervention, s'il y a lieu, par une incision sus-pubienne.

Les anses intestinales sont distendues, elles sont en contact intime avec la paroi : l'incision doit être faite prudemment; ses dimensions atteignent au moins 10 centimètres.

Le péritoine est ouvert, du pus louche et fétide s'écoule; les anses intestinales paraissent agglutinées par des fausses membranes. La main va à la recherche du cæcum, constate la tuméfaction, et sur la fosse iliaque une incision complémentaire permet à la fois d'atteindre plus aisément le foyer péri-cæcal et l'appendice est réséqué, s'il est accessible; le foyer est seulement évacué et drainé, si l'appendice est introuvable.

Le lavage est le moyen le plus inoffensif et à la fois le plus efficace pour réaliser la désinfection de la séreuse. Tour à tour admis, puis critiqué, le lavage a comme toute méthode ses adversaires et ses partisans. On lui reproche certains accidents. Poncet [3], Polaillon ont observé des syncopes à la suite du lavage. On lui reproche de détacher les adhérences, de diffuser l'infection. Mais, ou bien les adhérences sont établies, et à moins de faire un lavage à haute pression, elles seront respectées, ou bien les adhérences font défaut, et l'infection a déjà précédé le lavage dans tous les points de la cavité abdominale.

Je reste donc partisan convaincu du lavage avec Cordier [4], Hadra, Barling, P. Gould, Berger [5], Jalaguier [6], Delbet [7]. Sans doute le lavage ne réalise pas une désinfection absolue, mais je n'accepte pas sans protester l'opinion de Kœrte [8], qui considère comme impossible et irréalisable la désinfection du péritoine. Et confiant dans les expériences de Delbet, dans celles de

---

1. WILLY MEYER, *Med. Rec.*, 29 fév. 1896.
2. *New York méd. J.*, 2 juin 1894, t. LIX, p. 673.
3. *Rev. de ch.*, 1892.
4. CORDIER, *The Am. J. of obst.*, 1895, t. II, p. 571.
5. BERGER, Soc. de chir., juil. 1895.
6. JALAGUIER, *loco cit.*
7. DELBET, Le lavage du péritoine, *Ann. de gynéc.*, 1889, t. XXXII, p. 105.
8. KŒRTE, *Berl. klin. Woch.*, 1892, p. 784.

Kümmer[1], je pense que le lavage du péritoine a plus d'effet qu'on ne le pense. Le liquide ne reste pas localisé au cul-de-sac de Douglas; il diffuse dans toute la cavité abdominale, s'il ne rencontre pas d'adhérences, Delbet l'a démontré, et il entraîne en s'évacuant le pus, les sécrétions, les microbes, les toxines. Il est des loges limitées, qu'il n'atteint pas, le fait est certain, et je l'ai constaté dans un cas; mais c'étaient des poches enkystées contre lesquelles on n'a pas la prétention d'agir avec le lavage. Par le lavage on obtient donc avec le moins d'irritation possible pour la séreuse le maximum réalisable de désinfection, plus qu'avec les éponges et les compresses.

Je me sers constamment de la solution de sérum artificiel, c'est-à-dire d'eau bouillie contenant 7 grammes par litre de chlorure de sodium. L'absorption de cette solution à la surface de la séreuse procurera le même bénéfice qu'une injection massive sous-cutanée.

Le lavage est dirigé d'abord dans le cul-de-sac de Douglas, d'où il s'étend, se diffuse, pour revenir par les deux incisions de la paroi. La canule, une canule en verre, est promenée ensuite dans d'autres directions où l'on suppose d'après l'écoulement du liquide que la suppuration s'est accumulée. Les adhérences, s'il y en a, sont respectées; elles sont une sauvegarde; au risque de laisser par derrière une collection non ouverte, il vaut mieux les respecter. Mickulicz[2] cependant, Jalaguier, Nélaton conseillent de les dissocier et recommandent de ne pas laisser dans l'abdomen une poche non ouverte. Mais à quel caractère les reconnaître, si on se refuse à mobiliser et à déplacer les anses intestinales?

Le drainage est le complément du lavage : drainage capillaire à la gaze, drainage avec des tubes, tout a été employé, chacun a ses préférences[3]. J'ai l'habitude de combiner pour ma part le drainage capillaire et le drainage à la gaze : les drains doivent être multiples, et disposés dans diverses directions[4]. Le drainage par le cul-de-sac postérieur préconisé par Reynier[5], le drainage parasacré recommandé par Poncet et Jaboulay[6], est inutile : il suffit de placer deux gros drains dans l'angle inférieur de la plaie abdominale, deux autres dans la ou les plaies iliaques : on les isole en outre de la cavité péritonéale et des intestins avec des mèches de gaze iodoformée, et on ferme la plaie en partie seulement par trois ou quatre fils de soie, qui comprennent toute l'épaisseur de la paroi abdominale, et les jours suivants, si tout va bien, le malade est abandonné à lui-même : on ne fait ni pansement, ni lavage. Les mèches seront enlevées au bout de dix jours, et les tubes laissés plus longtemps en place.

La paralysie intestinale est la conséquence de la péritonite; elle a peut-être un rôle pathogénique sinon dans la détermination des accidents, au moins dans leur aggravation; les injections rectales, les lavements, les pur-

<hr>

1. Kümmel, *Rev. méd. de la Suisse romande*, 1893.
2. Mickulicz, *Med. mod.*, 1889, n° 20.
3. Gularoff, *Arch. f. Gynek.*, 1895, p. 242.
4. Berger, *loco cit.*
5. Reynier, *J. de méd. de Paris*, 4 mai 1894.
6. *Revue de chir.*, 10 oct. 1892, Margery, th. de Lyon, 1892; et Tornu, th. de Bordeaux, 1893.

gatifs suffisent pour la combattre dans la majorité des cas. Quelques chirurgiens américains cependant ont proposé d'ajouter à la laparotomie dans le traitement des péritonites par perforation l'anus contre nature : à première vue la proposition paraît excessive. Cependant Henrotin[1], Marsh[2], Hadra[3] ont observé plusieurs cas de péritonites dans le cours desquelles la production spontanée ou artificielle d'une fistule intestinale semble avoir apporté une amélioration rapide et marquée à un état qui paraissait désespéré. Et ils s'appuient sur ces faits pour proposer l'anus contre nature comme complément de la laparotomie, pour permettre de laver, de désinfecter l'intestin. Malgré les deux succès de Henrotin, malgré les succès rapportés par d'autres chirurgiens, malgré l'avis favorable exprimé par Hulke, Thornton, Sheild, Cruppis, Doran, Lockwood[4], je considère jusqu'à nouvel ordre cette proposition quoique rationnelle comme inapplicable, ou au moins comme dangereuse à appliquer sur un malade le plus souvent dans un état grave au moment où l'on est appelé à intervenir.

Quel est le *résultat* de la laparotomie dans ces péritonites diffuses et généralisées?

En bloc, ils sont déplorables : les échecs sont la règle, les succès sont l'exception. Est-ce une raison pour renoncer à l'intervention, considérer de prime abord le malade comme irrémédiablement perdu et se contenter d'assister impuissant à son agonie? Je ne le pense pas.

Jalaguier a obtenu 4 succès sur 22 cas, Quénu 1 succès sur 2 cas, Schwartz 1 succès sur 5 cas, et nous-même 1 guérison sur 6 cas. Mac Burney a guéri 14 malades sur 24, Richardson 9 sur 32[5]. Bien que Brun, Routier, Sonnenburg[6] aient eu des séries noires, on ne peut donc pas en principe considérer la guérison comme impossible, et on doit au contraire mettre en vigueur pour l'obtenir tous les moyens dont nous disposons.

Toutes les formes de péritonite généralisée ne sont pas également favorables à l'intervention. La plupart des guérisons à la suite de la laparotomie ont trait à des péritonites diffuses avec adhérences, ou à foyers péritonéaux multiples. Jalaguier[7] l'affirme, et l'analyse des observations confirme son opinion. De même encore la péritonite à grands foyers enkystés, à foyers occupant le tiers ou la moitié de la cavité abdominale, est encore favorable à l'opération : quant à la dernière forme, celle que Jalaguier décrit sous le nom de péritonite septique diffuse proprement dite, d'intoxication péritonéale, elle serait à peu près incurable. « Je dirais volontiers, ajoute même Jalaguier, qu'il faut s'abstenir de toute intervention, quand on la diagnostique avec certitude, et quand on n'est pas appelé très peu d'heures après le début. »

---

1. Henrotin, *Ouvr. J. of obst.*, août 1893, t. XXVIII, p. 199.
2. Marsh, *The Lancet*, 1894.
3. Hadra, *loco cit.*
4. Lockwood, Royal med. and cl. Soc., 23 oct. 1894; *The Lancet,* t. II, p. 975.
5. Gill Wylye, *Bull. méd.*, 26 mars 1890.
6. Houzé, *De l'intervention chirurgicale dans la péritonite aiguë diffuse par perforation spontanée*, thèse de Paris, 1896, p. 88.
7. Jalaguier, *Merc. méd.*, 1895, n° 32, p. 374.

Mais à quoi la reconnaître? est-il un moyen sûr de dire à l'avance à quelle forme de péritonite généralisée on a affaire? Jalaguier a essayé dans ce sens une classification clinique fort judicieuse; mais jusqu'à quel point est-elle fondée? c'est ce qu'il est impossible d'apprécier jusqu'à nouvel ordre.

Aussi bien, je pense que jusqu'à plus ample informé il convient d'intervenir dans tous les cas, et le plus tôt possible; sur 9 malades opérés par W. Meyer [1], 3 ont guéri; c'étaient ceux qui avaient été opérés dans les douze premières heures après la perforation. Sur 34 succès rapportés par Houzé [2], 13 fois l'opération fut pratiquée dans les deux premiers jours.

Opérez donc de bonne heure : faites de suite une laparotomie médiane, et complètez à droite et à gauche par des incisions complémentaires dans les fosses iliaques. S'il y a de l'empâtement à droite, commencez d'abord par inciser à ce niveau : il est facile de s'assurer alors que la localisation n'est qu'apparente, que les adhérences font défaut et que la séreuse non protégée a été contaminée. Complétez alors l'intervention par une laparotomie médiane, suivie du lavage et du drainage.

Je ne vois de contre-indications à cette façon de procéder que celles tirées d'un état général tellement déprimé que la mort est imminente et paraît devoir survenir sur la table d'opération.

A l'action curative de la laparotomie, il convient d'ajouter l'heureuse influence des injections massives de solutions salines dans les veines. Cette méthode de lavage du sang consiste à introduire dans le système circulatoire, très lentement, de 1500 à 2000 grammes d'une solution contenant 7 grammes de chlorure de sodium par litre d'eau. Les injections sont répétées deux ou trois fois par jour : les faits extraordinaires observés à l'aide de ces injections dans le traitement des infections chirurgicales légitiment l'application aux péritonites d'origine appendiculaire d'une méthode qui compte déjà à son actif de nombreux et brillants succès.

2° APPENDICITE SUPPURÉE (SUPPURATION OU ADHÉRENCE)

Lorsque le malade se présente avec une tuméfaction localisée dans la fosse iliaque, la conduite à tenir est très simplifiée : sur ce point médecins et chirurgiens sont d'accord. Il faut intervenir.

Sur le point central de la tuméfaction, en général dans la fosse iliaque, à quelques centimètres au-dessus de l'arcade de Fallope, on incise. La longueur, la direction de l'incision est subordonnée au volume, à la hauteur de la tuméfaction. Une incision de 8 à 10 centimètres en général suffit; elle est faite parallèlement à l'arcade de Fallope, mais dépasse en dehors le niveau des l'épine iliaque antérieure et supérieure.

1. MEYER, *Med. Record*, 29 fév. 1896.
2. HOUZÉ, *loco cit.*, p. 83.

En approchant de la séreuse, il faut redoubler d'attention : l'intestin, le cæcum surtout, adhère parfois au péritoine pariétal ; en allant trop précipitamment on courrait le risque d'ouvrir le gros intestin, ce qui m'est arrivé une fois. La blessure fut fermée de suite par une suture et il n'en résulta aucun inconvénient.

Le péritoine est donc ouvert prudemment : tantôt la collection suppurée adhère à la paroi, le pus se fait jour aussitôt que le bistouri a traversé toutes les couches musculaires, tantôt, et c'est le cas le plus fréquent, l'abcès n'est pas au contact de la paroi ; on voit le cæcum libre d'adhérences, mais on ne voit pas l'abcès, il faut le chercher.

Une disposition très souvent observée est la suivante : l'abcès siège en arrière ; pour le trouver, il faut contourner le bord inférieur du cæcum, passer entre lui et la fosse iliaque : une adhérence est détachée et le pus paraît. Le pourtour de la plaie doit être tout d'abord protégé avec des compresses de gaze, de manière à éviter la contamination de la séreuse.

Cette protection de la séreuse est indispensable, quelle que que soit la situation de l'abcès, et dans quelque direction que les recherches s'effectuent. Quand il n'y a pas d'adhérences entre la paroi et le foyer suppuré, Quénu[1] se contente de mettre une mèche de gaze dans le ventre, et d'attendre. Le foyer suppuré s'ouvre toujours du côté du drainage. Dans 7 ou 8 cas il suivit cette pratique, et les événements lui ont donné raison.

La suppuration est-elle constante, et doit-on toujours trouver du pus ? Est-il nécessaire de poursuivre le décollement des adhérences jusqu'à ce que le pus se fasse jour ? Je crois que la suppuration est presque constante quand il y a une tuméfaction nettement appréciable. Mais si les adhérences sont récentes, il est possible que le pus ne soit pas encore collecté ; en dissociant ces adhérences, on arrive à l'appendice, qui se montre enflammé, mais non perforé.

La conduite à tenir par rapport à l'appendice n'est pas comprise de la même façon par tous les chirurgiens : les uns l'enlèvent, les autres l'abandonnent.

En principe l'ablation de l'appendice est indispensable ; il est la source première de l'infection ; il peut, s'il est laissé, être le point de départ d'une fistule, ou l'origine d'une récidive pour plus tard. Sur ce point, pas de contestation.

Mais en pratique la question se pose autrement : on trouve ou on ne trouve pas l'appendice.

On le trouve, et alors, qu'il y ait ou non suppuration, qu'il soit ou non perforé, on l'enlève.

Mais si on ne le trouve pas, faut-il le chercher ? C'est ici que les divergences commencent.

1. QUÉNU, Soc. de chir., 1805.

Les uns le recherchent au travers des adhérences, au milieu de la cavité suppurante, ne s'arrêtant que quand ils l'ont trouvé et réséqué.

Les autres, et je suis du nombre, se contentent, quand il y a du pus, d'ouvrir l'abcès, et de le drainer : l'appendice n'est réséqué que s'il se présente de lui-même. Mais cet appendice, je ne le cherche pas : ce faisant, en effet, je craindrais de dissocier des adhérences fines et récentes, et d'infecter la cavité péritonéale. Il n'y a pas de grands inconvénients à le laisser : quand il y a du pus, l'appendice est en général, sinon toujours, perforé et sphacélé, il s'élimine avec la suppuration, et s'il donne une fistule, elle ne sera pas durable. Les sutures que l'on placerait d'ailleurs sur le moignon appendiculaire n'auraient guère de chances d'assurer la réunion primitive, et qu'il y ait ou qu'il n'y ait pas résection de l'appendice, la fistule n'est ni plus ni moins fréquente.

Une fois la collection évacuée, on y place un ou deux drains; le foyer est isolé, s'il ne l'est déjà, de la grande cavité péritonéale par des lanières protectrices de gaze iodoformée, et la plaie rétrécie par quelques sutures est laissée ouverte en son milieu pour laisser une large issue à la suppuration qui s'écoulera les jours suivants.

3° APPENDICITE AIGUË SANS TUMÉFACTION, SANS PÉRITONITE

Voici maintenant le cas le moins simple.

C'est l'appendicite aiguë à son début; il y a douleur dans la fosse iliaque, mais douleur sans tuméfaction appréciable. L'état général est peu altéré, la température à peine élevée de quelques dixièmes, le pouls seulement un peu rapide.

Faut-il intervenir de suite, convient-il, au contraire, d'attendre quelques heures, voire même un jour ou deux, que la localisation de l'inflammation se soit accentuée, et que l'indication d'une opération soit plus formelle?

Sur ce point, médecins et chirurgiens divergent.

Les médecins, et ils sont toujours les premiers à voir ces débuts de l'appendicite, conseillent l'expectation. La discussion de la Société médicale des hôpitaux en 1894 permettait à Millard de rapporter 11 faits de guérison, dont il se servait comme d'un argument contre la chirurgie précoce et entreprenante. Seul entre tous, le professeur Dieulafoy proclame hautement « qu'il n'existe pas de traitement médical de l'appendicite ».

Les chirurgiens, au contraire, qui ne voient presque toujours l'appendicite qu'à une phase plus avancée, et souvent trop tardive, regrettent de n'avoir pas opéré le malade à une époque plus rapprochée du début des accidents. La doctrine de l'intervention précoce et hâtive, d'abord préconisée chaudement par les chirurgiens américains, gagne peu à peu du terrain, et est bien près de s'imposer à tous dans un commun accord.

Déjà Senn, en 1889, disait que toute appendicite catarrhale ou ulcérée doit être opérée aussitôt que la lésion est reconnue. De même Worcester[1], en 1893, préconise l'ablation immédiate de l'organe avant toute complication résultant de la mortification. L'opération à ce moment est facile et sans danger, et en 1894 M. Monod[2] considérait que l'intervention chirurgicale est toujours indiquée et qu'elle doit toujours être aussi précoce que possible.

Les chirurgiens ne sont pas tous aussi radicaux dans leur opinion : à côté des interventionnistes à outrance, il y a les opportunistes; dans les premières heures, dans les premiers jours ils préfèrent attendre; si la situation s'aggrave ou ne s'améliore pas, ils interviennent au bout de trente-six ou de quarante-huit heures.

Que l'appendicite guérisse sans opération, des faits nombreux sont là pour le prouver, des faits indiscutables de guérison définitive. Pour l'établir, on a accumulé force statistiques, et Sahli[3], dans un travail qui se base sur 7213 pérityphlites, trouve que dans 91 pour 100 des cas la guérison survient spontanément. Cette proportion est absolument contestable : la proportion des guérisons spontanées est loin d'être aussi élevée. Et ces faits par eux-mêmes ne prouvent qu'une chose, la possibilité de la guérison spontanée de l'appendicite, ce qui d'ailleurs n'a jamais été contesté par personne.

Ce qu'il faudrait savoir, c'est le caractère qui permettra de reconnaître qu'une appendicite est bénigne et devra se terminer par résolution.

Or ce caractère, personne ne l'a signalé. Et en réalité quand on est en présence d'une appendicite, on ne peut savoir ni prédire son évolution.

La sécurité apparente conférée par l'absence de fièvre est bien trompeuse : malgré l'absence de fièvre, il peut y avoir collection non appréciable, et par conséquent danger de péritonite.

Attendre, c'est donc exposer le malade à la suppuration ou à la péritonite par perforation, c'est compromettre sa situation présente par les chances d'une péritonite, c'est compromettre son avenir et l'exposer aux dangers de l'appendicite chronique[4].

On regrettera peut-être d'avoir opéré trop tard, on ne regrette jamais d'avoir opéré trop tôt. Pour ma part je n'ai jamais tardé plus de quelques heures à opérer un malade auprès duquel j'étais appelé pour une appendicite, et je n'ai jamais eu à regretter d'être intervenu. Tous les malades que j'ai opérés et qui n'étaient pas en péritonite généralisée ont guéri : l'un d'eux fut cependant opéré de très bonne heure, le premier jour de l'accident; l'appendice n'était pas encore perforé; il l'eût été certainement quelques heures plus tard. Dans un seul cas je différai au soir l'intervention pour une appendicite qui avait débuté le matin : mais le soir, l'amélio-

<hr>

1. Worcester, *Bost. med. J.*, 1893.
2. Monod, *Huitième congrès français de chir.*, Lyon, 1894, p. 206.
3. Sahli, *loco cit.*
4. Czerny, XXIVᵉ congrès de la Société allemande de chirurgie, *Merc. méd.*, 1895, p. 225.

ration, sous l'influence de l'opium, me parut tellement accentuée que
l'opération devenait inutile, l'enfant guérit.

Je conçois donc que l'on puisse différer de quelques heures une intervention dont la nécessité ne s'impose pas encore lorsqu'on est appelé à observer
une appendicite à son début : le diagnostic est hésitant, quelques heures,
un jour tout au plus permettent de le compléter ; on peut attendre et sur-
veiller. Pendant ce temps, il est une pratique qu'il faut proscrire, c'est
l'usage des purgatifs ; il en est une autre qu'il faut conseiller, c'est l'adminis-
tration de l'opium à l'intérieur. Les purgatifs sont en effet désastreux ; ils
hâtent l'évolution d'une perforation, d'une péritonite qui ne semblait pas
imminente, et je ne saurais trop insister sur cette règle capitale : toutes
les fois qu'en présence d'une affection douloureuse de la fosse iliaque
ou de l'abdomen, on pense à une appendicite, les purgatifs doivent être
absolument proscrits. L'opium, au contraire, calme les douleurs et met
l'intestin au repos ; c'est le seul traitement à conseiller en attendant l'intervention.

L'intervention est décidée : à la laparotomie médiane tous les chirurgiens
préfèrent aujourd'hui l'incision latérale, dans la fosse iliaque, sur le trajet
du cæcum. L'incision de Roux est généralement adoptée : incision mi-
partie au-dessus et mi-partie au-dessous de l'épine iliaque, incision paral-
lèle à l'arcade de Fallope. Arrivé sur le péritoine on l'ouvre avec précaution :
les adhérences ne sont pas encore constituées ou elles sont faciles à dissocier. On recherche l'appendice, on le résèque à sa base.

S'il n'y a pas de pus, on peut suturer la paroi sans drainer : je l'ai fait une
fois ; l'infection était encore localisée à l'appendice, il n'y avait autour ni
adhérences, ni suppuration, ni sérosité. Je crois cependant préférable de
drainer pendant quelques jours, pour laisser une porte ouverte à la suppuration, si elle venait à se produire.

4° APPENDICITE CHRONIQUE

Les appendicites chroniques constituent pour le malade qui en est atteint
un danger permanent : le réveil d'une infection est toujours imminent, et la
menace d'une perforation constitue un danger permanent. Aussi tous les
chirurgiens sont-ils d'accord aujourd'hui pour reconnaître la nécessité d'une
intervention radicale, ainsi qu'il résulte de la discussion soulevée au sein de
la Société de chirurgie en 1892, toutes les fois qu'à la suite d'une attaque
d'appendicite, il persiste dans la fosse iliaque un noyau d'induration douloureux spontanément ou à la pression.

On est allé plus loin et on a proposé d'opérer tous les malades qui
avaient guéri sans opération d'une première attaque d'appendicite.

Cette proposition radicale, que seuls défendent les chirurgiens américains, est absolument exagérée ; nombre de malades ont eu la bonne fortune
de guérir à la suite d'une première attaque d'appendicite, et ils sont restés
complètement guéris.

Aussi la proposition de Trèves me semble-t-elle beaucoup plus acceptable, quand il préconise la résection de l'appendice dans les cas où les attaques d'appendicite sont nombreuses, quand elles s'accroissent en fréquence et en intensité, quand les douleurs persistent dans l'intervalle des crises et font du malade un impotent : à plus forte raison, l'opération est-elle à proposer lorsqu'on constate en même temps une tuméfaction iliaque plus ou moins accentuée.

L'opération doit être pratiquée *à froid*, c'est-à-dire dans l'intervalle de deux crises, et je me rallie sur ce point à l'opinion formulée par Trèves, Roux, Murray, Sonnenburg, Terrier, Quénu, Reclus, et la plupart des chirurgiens [1].

L'opération, il est vrai, ne présente pas toujours la simplicité ni la bénignité vantée par Senn [2], par Kümmel [3], Challiol [4]. Au contraire Trèves, Berger, Quénu, Reclus, Smith, Roux [5], insistent sur les difficultés de l'opération.

Les difficultés tiennent surtout aux adhérences contractées par l'appendice, adhérences qui rendent difficile la découverte de l'organe ou s'opposent à sa libération (Wyeth, Routier). Routier [6] dans un cas avait le cæcum dans la main, et malgré cela ne parvenait pas à trouver l'appendice, gros comme le doigt, « collé le long d'une des bandes musculaires longitudinales, et qu'il fallut disséquer à la pince et au bistouri ». Schwartz, Elliot, Reclus, ont eu les mêmes difficultés à reconnaître l'appendice : Trèves l'a même confondu avec l'uretère dilaté. Clarke et Smith [7], Revillod [8], Quénu [9], durent renoncer à trouver l'appendice perdu au milieu d'adhérences inextricables ; et dans ces conditions, plutôt que de s'exposer à déchirer l'intestin comme il arriva à Gérard Marchand [10], il vaudrait mieux renoncer à détacher les adhérences. Quénu, Poncet [11], laissèrent l'appendice, et leurs malades guérirent.

Quoi qu'il en soit, l'ablation de l'appendice est l'objectif principal de l'opération ; l'appendice une fois reconnu est isolé, dissocié des adhérences qui l'entourent. La ligature à la base et l'excision ne suffit pas. Mieux vaut obturer la cavité appendiculaire par le procédé dit *à manchettes*. Mickulics, Bruger, Quénu, Fowler l'ont mis en pratique : on coupe l'appendice à sa base, et on imagine la muqueuse et la couche musculaire vers le cæcum par quelques points de Lembert disposés sur la séreuse. Ryerson,

---

1. DAMAYE, *Traitement chirurgical de l'appendicite à répétition*, thèse de Paris, 14 fév. 1845.
2. SENN, *J. of the Ouvr. med. Ass.*, nov. 1889.
3. KÜMMEL, *Bull. méd.*, 1845, p. 927.
4. CHALLIOL, *De la résection à froid de l'appendice vermiculaire dans les appendicites à répétition*, th. de Lyon, déc. 1894.
5. GRANBOULAU, *De la résection à froid de l'appendice iléo-cæcal*, th. de Paris, 1896.
6. ROUTIER, Soc. de chir., 17 juillet 1895.
7. CLARKE et SMITH, *The Lancet*, 3 mai 1890.
8. REVILLOD, *Rev. méd. de la Suisse Romande*, 1892
9. QUÉNU, Soc. de chir., 22 nov. 1893.
10. G. MARCHAND, Soc. de chir., 24 juil. 1895.
11. PONCET, id., th. Challiol, Lyon, 1894.

Fowler, Chaput, Pozzi enchâssent dans un repli de la paroi cæcale le moignon appendiculaire simplement réséqué ou taillé en manchette. La première façon de procéder me paraît préférable.

Le drainage est inutile, s'il n'y a pas de pus, et la paroi peut être complètement fermée : c'est la meilleure façon d'éviter les éventrations. Jalaguier [1] a proposé récemment un nouveau procédé d'incision pour la résection de l'appendice : ce procédé a précisément pour but d'éviter l'éventration. Il incise verticalement sur la face antérieure du droit, ouvre sa gaine, contourne le bord externe du muscle pour ouvrir le feuillet postérieur de la gaine et le péritoine. Une fois l'opération terminée, et les sutures à étages effectuées, le muscle a repris sa place, les incisions aponévrotiques ne se correspondent plus, la paroi reste solide et ferme.

Ainsi pratiquée, l'opération est peu grave : William Bull rassemble seulement 8 cas de mort, et Kümmel n'a eu que 1 décès sur 51 cas ; Trèves [2] 1 décès sur 18 cas, et Damaye [3], dans une statistique portant sur 181 cas, ne note que 3 décès.

L'opération est efficace et vraiment radicale : la guérison complète et définitive en est la conséquence habituelle.

5° COMPLICATIONS POST-OPÉRATOIRES

Parmi les conséquences éloignées du traitement chirurgical de l'appendicite, il en est deux surtout à signaler : les fistules et les hernies.

Les *fistules* s'observent assez souvent, ce sont des fistules stercorales ou stercoro-purulentes : elles se produisent lorsque l'appendice n'a pas été réséqué, et encore dans les cas où, bien qu'il ait été enlevé, les sutures ont lâché. Ces fistules sont rarement tenaces et persistantes, si ce n'est lorsqu'elles sont le résultat d'une appendicite tuberculeuse. Elles s'oblitèrent d'elles-mêmes au bout de deux ou trois mois. Si la fistule stercorale persistait, il serait indiqué d'opérer, mais seulement à une période éloignée du début des accidents, et alors qu'il est avéré que la fistule ne présente aucune tendance à l'oblitération spontanée. Les avivements de l'orifice, les autoplasties exécutées à ce niveau ne peuvent aucunement assurer la fermeture de la fistule. Et le seul traitement qui leur convienne, c'est l'incision du trajet, la recherche délicate de l'appendice au milieu des adhérences qui l'englobent et son excision.

Les *hernies post-opératoires*, les éventrations constituent une autre complication éloignée de l'opération. Elles résultent de l'absence de réunion de la plaie, du défaut de cicatrisation isolée des diverses couches. Elle se produit surtout à la suite des appendicites suppurées, traitées par le drainage et suivies d'une suppuration prolongée. Lorsque l'éventration est peu mar-

---

1. *Presse médicale*, 3 fév. 1897, n° 10.
2. TRÈVES, *Brit. med. J.*, mars 1895, p. 597.
3. DAMAYE, *loc. cit.*

quée, lorsqu'elle est seulement constituée par un simple soulèvement de la
paroi, un bandage, une pelote compressive suffit à la maintenir. Mais si
l'éventration est très prononcée, si elle gêne, le traitement qui lui convient, c'est l'excision de la cicatrice, et la reconstitution plan par plan de
la paroi abdominale, y compris le péritoine, à l'aide d'une suture à trois
étages. On doit surtout s'attacher à reconstituer isolément les couches aponévrotiques de la paroi, comme on le fait pour les éventrations consécu-
tives à la laparotomie. J'ai opéré de cette façon une hernie consécutive à
une opération d'appendicite, et j'ai pu m'assurer ultérieurement que la nouvelle cicatrice était ferme, résistante, et ne subissait aucune impulsion. Mais
à l'avenir, on devra tout mettre en œuvre pour éviter cette complication
en restreignant l'emploi du drainage aux seuls cas dans lesquels il paraît
indispensable, ou en utilisant le procédé d'incision de la paroi préconisé
par Jalaguier.

Traité
de Médecine

PUBLIÉ SOUS LA DIRECTION DE MM.

CHARCOT

Professeur de clinique des maladies nerveuses
à la Faculté de médecine de Paris,
Membre de l'Institut.

BOUCHARD

Professeur de pathologie générale
à la Faculté de médecine de Paris,
Membre de l'Institut.

BRISSAUD

Professeur agrégé à la Faculté de médecine de Paris,
Médecin de l'hôpital Saint-Antoine.

PAR MM.

BABINSKI — BALLET — P. BLOCQ — BOIX — BRAULT
CHANTEMESSE — CHARRIN — CHAUFFARD — COURTOIS-SUFFIT
DUTIL — GILBERT — L. GUINON — GEORGES GUINON
HALLION — LAMY — LE GENDRE — MARFAN — MARIE — MATHIEU
NETTER — ŒTTINGER — ANDRÉ PETIT — RICHARDIÈRE — ROGER
RUAULT — SOUQUES — THIBIERGE — THOINOT — FERNAND WIDAL

6 volumes grand in-8° avec nombreuses figures. 125 fr.

TOME PREMIER. 1 volume in-8°, avec 45 figures. **22 fr.**

A. Charrin. Pathologie générale infectieuse.
G.-H. Roger. Maladies infectieuses communes à l'homme et aux animaux.

Le Gendre. Troubles et maladies de la nutrition.
A. Chantemesse. Fièvre typhoïde.
Fernand Widal. Maladies infectieuses.

TOME II. 1 volume in-8° avec 24 figures. **18 fr.**

L.-H. Thoinot. Typhus exanthématique.
Louis Guinon. Fièvres éruptives.
G. Thibierge. Maladies vénériennes et cutanées.

A. Gilbert. Pathologie du sang.
H. Richardière. Intoxications.

TOME III. 1 volume in-8° avec 18 figures. **20 fr.**

A. Ruault. Maladies de la bouche et du pharynx.
A. Mathieu. Maladies de l'estomac et du pancréas.

Courtois-Suffit. Maladies de l'intestin, du péritoine.
A. Chauffard. Maladies du foie et des voies biliaires.

TOME IV. 1 volume in-8°, avec 19 figures en noir et en couleurs. **22 fr.**

A. Ruault. Maladies du nez et du pharynx.
E. Brissaud. Asthme.
P. Le Gendre. Coqueluche.
A.-B. Marfan. Maladies des bronches. Maladies chroniques du poumon. Maladies du médiastin.
Netter. Maladies aiguës des poumons. Maladies de la plèvre.

TOME V. 1 volume in-8°, avec 45 figures. **20 fr.**

André Petit. Maladies du cœur.
A. Brault. Maladies du rein et des capsules surrénales.
W. Œttinger. Maladies des vaisseaux sanguins, des vaisseaux périphériques, de l'aorte.
W. Œttinger. Rhumatisme articulaire aigu.

TOME VI. 1 fort volume in-8°, avec 220 figures. **25 fr.**

E. Brissaud. Maladie de l'encéphale ; de l'hémisphère cérébral; du cervelet.
Georges Guinon. Maladies de la protubérance annulaire, des pédoncules cérébraux et du bulbe rachidien.
Pierre Marie. Maladies intrinsèques de la moelle épinière. — Tabes.
Georges Guinon. Syringomyélie. Maladies extrinsèques de la moelle épinière. Maladies des méninges.
H. Lamy. Syphilis des centres nerveux.
J. Babinski. Des névrites.

Hallion. Maladies des muscles et des nerfs en particulier.
E. Boix. Myopathie primitive progressive.
Souques. Dystrophies d'origines nerveuses.
G. Ballet et P. Blocq. Paralysie générale progressive.
Gilbert Ballet. Les Psychoses.
P. Blocq. Chorées.
Lamy. Paralysie agitante.
Hallion. Maladie de Thomson.
Dutil. Neurasthénie. Epilepsie. Hystérie.

Traité
des Maladies de l'Enfance

PUBLIÉ SOUS LA DIRECTION DE MM.

J. GRANCHER
PROFESSEUR A LA FACULTÉ DE MÉDECINE DE PARIS
MEMBRE DE L'ACADÉMIE DE MÉDECINE. MÉDECIN DE L'HOPITAL DES ENFANTS MALADES

J. COMBY
MÉDECIN DE L'HOPITAL DES ENFANTS MALADES

A.-B. MARFAN
AGRÉGÉ, MÉDECIN DES HOPITAUX

5 volumes grand in-8° avec figures. — *En souscription.* . **90** francs.

Cet ouvrage vient fort heureusement combler une lacune. Si les manuels de médecine infantile ne manquaient pas, on souffrait de l'absence d'une œuvre de longue haleine embrassant, dans son ensemble, toute la pédiatrie. Cette œuvre, MM. Grancher, Comby et Marfan ont voulu l'entreprendre, encouragés qu'ils étaient par les collaborations précieuses qui s'offraient à eux, tant de la France que de l'étranger.

Les directeurs de cette publication ont pensé qu'on leur saurait gré d'avoir réuni, dans le même ouvrage, toutes les branches de la pathologie infantile : médecine, chirurgie, spécialités. D'autant plus qu'ils ont fait appel, pour la réalisation de ce plan nouveau, aux maitres les plus renommés dans ces diverses branches de la pédiatrie. Le lecteur y trouvera des réponses à toutes les questions qui intéressent la pratique médico-chirurgicale des enfants.

Conçu dans cet esprit, exécuté avec une compétence dont le public médical sera juge, le nouveau *Traité des Maladies de l'Enfance* est appelé à rendre les plus grands services aux praticiens.

Le **Traité des Maladies de l'Enfance** *sera publié en cinq volumes qui paraitront à des intervalles rapprochés : Chaque volume sera vendu séparément.*

TOME I (EN VENTE)
1 volume in-8° de XVI-816 pages avec figures dans le texte . . . . **18** *fr.*

Préface (GRANCHER). — *Physiologie et hygiène de l'enfance* (COMBY). — *Considérations thérapeutiques sur les maladies de l'enfance. Table de posologie infantile* (MARFAN). — *Scarlatine* (MOIZARD). — *Rougeole* (COMBY). — *Rubéole* (BOULLOCHE). — *Variole* (COMBY). — *Vaccine et vaccination* (DAUCHEZ). — *Varicelle* (COMBY). — *Oreillons* (COMBY). — *Coqueluche* (COMBY). — *Fièvre typhoïde* (MARFAN). — *Fièvre éphémère, Fièvre ganglionnaire* (COMBY). — *Grippe* (GILLET). — *Suette miliaire* (HONTANG). — *Choléra asiatique* (DUFLOCQ). — *Malaria* (CONCETTI). — *Fièvre jaune* (COMBY). — *Tétanos* (RENAULT). — *Rage* (GILLET). — *Érysipèle* (RENON). — *Infections septiques du fœtus, du nouveau-né et du nourrisson* (FISCHL). — *Rhumatisme articulaire et polyarthrites* (MARFAN). — *Diphtérie* (SEVESTRE et LOUIS MARTIN). — *Syphilis* (GASTOU). — *Tuberculose, Scrofule* AVIRAGNET).

TOME II (EN VENTE)
1 volume in-8° de 818 pages avec figures dans le texte . . . . . **18** francs.

Maladies générales de la nutrition.— *Arthritisme, obésité, maigreur, migraine, asthme* (COMBY). — *Diabète sucré* (H. LEROUX). — *Maladies du sang* (AUDEOUD). — *Hémophilie* (COMBY). — *Hémorragies des nouveau-nés* (DEMELIN). — *Purpura et syndromes hémorragiques* (MARFAN). — *Scorbut infantile* (BARLOW). — *Rachitisme* (COMBY et BROCA). — *Croissance* (COMBY). — *Athrepsie* (THIERCELIN). **Maladies du tube digestif.** *Développement du tube digestif* (VARIOT). — *Dentition* (MILLON). — *Bec-de-lièvre, Macroglossie. Tumeurs du plancher de la bouche* (BROCA). — *Stomatites* (COMBY). — *Angines aiguës* (DUPRÉ). — *Abcès rétro-pharyngiens* (BOKAY). — *Hypertrophie des amygdales, pharyngite chronique, végétations adénoïdes* (CUVILLIER). — *Polypes naso-pharyngiens* (BROCA). — *Maladies de l'œsophage, de l'estomac et de l'intestin* (COMBY). — *Infections et intoxications digestives* (LESAGE). — *Dysenterie* (SANNÉ). — *Tuberculose de l'estomac, de l'intestin et des ganglions mésentériques* (MARFAN). — *Constipation* (MARFAN). — *Vers intestinaux* (FILATOFF). — *Invagination intestinale* (JALAGUIER). — *Prolapsus du rectum* (BROCA). — *Polypes du rectum, corps étrangers des voies digestives, fissures à l'anus* (FELIZET et BRANCA). — *Malformations, abcès de la région ano-rectale* (FORGUE).

TOME III
ABDOMEN ET ANNEXE : ombilic, hernies, foie, rate, reins et organes génitaux. — MALADIES DE L'APPAREIL CIRCULATOIRE. — NEZ, LARYNX : thymus, glande thyroïde.

TOME IV
MALADIES DES BRONCHES, DU POUMON, DES PLÈVRES, DU MÉDIASTIN. — MALADIES DU SYSTÈME NERVEUX : méninges, cerveau, moelle, amyotrophies, névroses, paralysies, etc

TOME V
APPAREIL LOCOMOTEUR : os, articulations, etc. — ORGANES DES SENS : yeux, oreilles. — MALADIES DE LA PEAU. — MALADIES DU FŒTUS. — Table des matières.

Traité de
Pathologie générale

PUBLIÉ PAR

Ch. BOUCHARD

Membre de l'Institut
Professeur de Pathologie générale à la Faculté de médecine de Paris

SECRÉTAIRE DE LA RÉDACTION : G.-H. ROGER

Professeur agrégé à la Faculté de médecine de Paris, Médecin des hôpitaux.

CONDITIONS DE LA PUBLICATION :

Le **Traité de Pathologie générale** *est publié en 6 volumes grand in-8°. Chaque volume comprendra environ 900 pages, avec nombreuses figures dans le texte.*

L'éditeur accepte jusqu'à la publication du troisième volume des souscriptions au prix à forfait de **102 francs**, quels que soient l'étendue de l'ouvrage et le prix définitif de la publication terminée.

TOME PREMIER

1 vol. grand in-8° de 1018 pages avec figures dans le texte. **18 fr.**

H. ROGER. — **Introduction à l'étude de la pathologie générale.**

H. ROGER ET P.-J. CADIOT. — **Pathologie comparée de l'homme et des animaux.**

P. VUILLEMIN, chargé de cours à la Faculté de médecine de Nancy. — **Considérations générales sur les maladies des végétaux.**

MATHIAS DUVAL, professeur à la Faculté de Paris. — **Pathogénie générale de l'embryon. Tératogénie.**

LE GENDRE, médecin des hôpitaux. — **L'Hérédité et la pathologie générale.**

BOURCY, médecin des hôpitaux. — **Prédisposition et immunité.**

MARFAN, professeur agrégé à la Faculté de Paris, médecin des hôpitaux. — **La Fatigue et le surmenage.**

LEJARS, professeur agrégé à la Faculté de médecine de Paris, chirurgien des hôpitaux. — **Les Agents mécaniques.**

LE NOIR. — **Les Agents physiques. Chaleur. Froid. Lumière. Pression atmosphérique. Son.**

D'ARSONVAL, membre de l'Institut, professeur au Collège de France. — **Les Agents physiques. L'Énergie électrique et la matière vivante.**

LE NOIR. — **Les Agents chimiques : les caustiques.**

H. ROGER. — **Les Intoxications.**

TOME II

1 vol. grand in-8° de 940 pages avec figures dans le texte. **18 fr.**

CHARRIN, professeur agrégé à la Faculté de médecine de Paris, médecin des hôpitaux. — **L'Infection.**

GUIGNARD, membre de l'Institut, professeur à l'École de pharmacie. — **Notions générales de morphologie bactériologique.**

HUGOUNENQ, professeur à la Faculté de médecine de Lyon. — **Notions de chimie bactériologique.**

ROUX, professeur agrégé à la Faculté de médecine de Lyon. — **Les Microbes pathogènes.**

CHANTEMESSE, professeur agrégé à la Faculté de médecine de Paris, médecin des hôpitaux. — **Le sol, l'eau et l'air, agents des maladies infectieuses.**

LAVERAN, membre de l'Académie de médecine. — **Des maladies épidémiques.**

RUFFER. — **Sur les parasites des tumeurs épithéliales malignes.**

R. BLANCHARD, professeur agrégé à la Faculté de médecine de Paris, membre de l'Académie de médecine. — **Les Parasites.**

Le tome III (par MM. BOUCHARD, CHARRIN, COURMONT, GLEY, LOUIS GUINON, GUYON, LAMBLING, LETULLE, MAYOR, ROGER) et le tome IV (par MM. LE GENDRE, DU CAMP, GILBERT, HÉNOCQUE, BOULAY, LERMOYEZ, LEBRETON, DEVICQ, TRIPIER, LANDOUZY), paraîtront prochainement.

Traité de Gynécologie
Clinique et Opératoire
Par le Dr Samuel POZZI

Professeur agrégé à la Faculté de Médecine, Chirurgien de l'hôpital Broca.
Membre de l'Académie de Médecine

TROISIÈME ÉDITION, REVUE ET AUGMENTÉE

1 vol. in-8° de XXII-1270 pages, avec 628 fig. dans le texte. Relié toile. . **30 fr.**

Cette édition a été l'objet d'une revision attentive et d'additions notables. Un certain nombre de chapitres ont été complètement transformés, tels sont ceux relatifs à l'asepsie, au traitement des corps fibreux par les nouveaux procédés d'hystérectomie abdominale et vaginale, aux indications de cette dernière opération dans les suppurations pelviennes, aux interventions récentes contre les rétro-déviations utérines, etc. Dans les questions encore controversées, en voie d'évolution pour ainsi dire, l'auteur a tâché de donner une idée exacte des diverses opinions, sans pour cela omettre de formuler nettement la sienne.

Précis d'Obstétrique
PAR MM.

A. RIBEMONT-DESSAIGNES	G. LEPAGE
Agrégé de la Faculté de médecine, Accoucheur de l'hôpital Beaujon	Ancien Chef de clinique obstétricale à la Faculté de Médecine, Accoucheur des hôpitaux

Troisième édition

AVEC FIGURES DANS LE TEXTE DESSINÉES PAR M. RIBEMONT-DESSAIGNES

1 vol. grand in-8° de plus de 1800 pages, relié toile. . . . . **30 fr.**

Ce livre est un véritable traité d'accouchements tout à fait au courant des derniers progrès de l'art obstétrical. Il est appelé à rendre les plus grands services, non seulement à l'étudiant qui prépare ses examens, mais aussi au praticien, abandonné qu'il est, la plupart du temps, au milieu des multiples difficultés de la clinique, et avec une instruction pratique souvent insuffisante. Ce précis reproduit dans ses grands traits l'enseignement des deux professeurs de clinique obstétricale de la Faculté de Paris, ce qui n'empêche pas que, sur diverses questions, les auteurs formulent d'une manière précise leur opinion personnelle.

Traité des Maladies des Yeux
Par Ph. PANAS

Professeur de clinique ophtalmologique à la Faculté de Médecine. Chirurgien de l'Hôtel-Dieu

2 vol. gr. in-8° avec 453 fig. dans le texte et 7 pl. en couleurs. Rel. toile. **40 fr.**

Dans cet ouvrage, le savant professeur de la Faculté de Paris s'est attaché à donner d'une façon concise l'état actuel de la science ophtalmologique, en prenant pour base la clinique, sans négliger l'enseignement et les recherches de laboratoire. Ce livre, essentiellement pratique, s'adresse autant aux étudiants qu'aux ophtalmologistes de profession.

Traité d'Anatomie Humaine
PUBLIÉ SOUS LA DIRECTION DE
PAUL POIRIER

Professeur agrégé à la Faculté de médecine de Paris,
Chef des travaux anatomiques. Chirurgien des hôpitaux.

PAR MM.

A. CHARPY	A. NICOLAS	A. PRENANT	P. JACQUES
Professeur d'Anatomie à la Faculté de Toulouse.	Professeur d'Anatomie à la Faculté de Nancy.	Professeur d'Histologie à la Faculté de Nancy.	Professeur agrégé à la Faculté de Nancy, Chef des Travaux anatomiques

ÉTAT DE LA PUBLICATION :

Tome I : *Embryologie; Ostéologie : Arthrologie.* 621 figures. . . . . **20 fr.**	Tome III : Fascicules I et II. *Système nerveux.* 2 volumes avec 407 figures. . . . . **22 fr.**
Tome II : Fasc. I. *Myologie.* 312 fig. **12 fr.**	
Fascicule II. *Angéiologie.* 145 figures. . . . . **8 fr.**	Tome IV : Fascicule I. *Tube digestif* 158 figures. . . . . **12 fr.**

Il reste à publier :

Un fascicule du tome II (**Système veineux. Lymphatiques**).
Un fascicule du tome III (**Nerfs périphériques. Organes des sens**).
Deux fascicules du tome IV (**Organes génito-urinaires. Appareil de la respiration**).

Manuel de Pathologie interne

par **G. DIEULAFOY**, professeur de clinique médicale de la Faculté de médecine de Paris, médecin de l'Hôtel-Dieu, membre de l'Académie de médecine. *Dixième édition, revue et augmentée.* 4 volumes in-16 diamant, avec figures en noir et en couleurs, cartonnés à l'anglaise, tranches rouges.. **28** fr. »

Manuel de Pathologie externe

par MM. **RECLUS, KIRMISSON, PEYROT, BOUILLY**, professeurs agrégés à la Faculté de médecine de Paris, chirurgiens des hôpitaux, 4 volumes petit in-8°. . . . . **40** fr.

I. — Maladies des tissus. 4° édition, par le Dr P. RECLUS.

II. — Maladies des régions : *Tête et Rachis.* 4° édition, par le Dr KIRMISSON.

III. — Maladies des régions : *Cou, Poitrine, Abdomen.* 4° éd., par le Dr PEYROT.

IV. — Maladies des régions : *Organes génito-urinaires et Membres*, 4° édition, par le Dr BOUILLY.

Chaque volume est vendu séparément. **10** fr.

Précis d'Histologie

par **Mathias DUVAL**, professeur d'histologie à la Faculté de médecine de Paris, membre de l'Académie de médecine, 1 volume grand in-8° de xxxii-956 pages avec 408 fig. dans le texte. **18** fr.

Précis de Manuel opératoire

par **L.-H. FARABEUF**, professeur à la Faculté de médecine de Paris, membre de l'Académie de médecine. *Quatrième édition.* 1 volume petit in-8° avec 799 figures dans le texte. . . . . **16** fr.

Leçons de Thérapeutique

par le Dr **Georges HAYEM**, membre de l'Académie de médecine, professeur à la Faculté de médecine de Paris. 5 volumes ainsi divisés :

Les Médications, 4 volumes grand in-8°, les 3 premiers. . . . . **8** fr.

Le tome IV. . . . . **12** fr.

Les Agents physiques et naturels, 1 vol. grand in-8°, avec nombreuses figures et 1 carte. . . . . **12** fr.

Traité élémentaire
de Clinique thérapeutique

par le Dr **G. LYON**, ancien interne des hôpitaux de Paris, ancien chef de clinique à la Faculté de médecine. *Deuxième édition revue et augmentée.* 1 vol. in-8 de 1154 pages. . . . . . **15** fr.

Dr THOINOT (L.-H.), professeur agrégé à la Faculté de médecine de Paris, médecin des Hôpitaux, et **MASSELIN** (E.-J.), médecin-vétérinaire.

Précis de Microbie. — *Technique et microbes pathogènes.* Ouvrage couronné par la Faculté de médecine (Prix Jeunesse). *Troisième édition* revue et augmentée. 1 vol. in-16 avec 93 figures dont 22 en couleurs, cartonné. . . . . **7 fr.**

SPILLMANN, professeur de clinique médicale à la Faculté de Nancy, et **P. Haushalter**, professeur agrégé.

Manuel de Diagnostic médical et d'exploration clinique. *Troisième édition*, entièrement refondue. 1 vol. in-16 avec 89 figures, cartonné. . . . . **6 fr.**

LAUNOIS et **MORAU**, préparateurs adjoints d'histologie à la Faculté de médecine de Paris.

Manuel d'anatomie microscopique et histologique, avec une préface de M. MATHIAS DUVAL. 1 vol. in-16 diamant, cart. **6 fr.**

WURTZ (R.). professeur agrégé à la Faculté de médecine de Paris, médecin des hôpitaux.

Précis de Bactériologie clinique. Ouvrage couronné par la Faculté de médecine. *Deuxième édition* avec tableaux synoptiques et figures dans le texte. 1 vol. in-16 diamant, cartonné. . . . . **6 fr.**

SOLLIER (Paul), chef de clinique adjoint des maladies mentales à la Faculté.

Guide pratique des maladies mentales. Séméiologie. Diagnostic. Indications. 1 volume in-16 cartonné. . . . . **5 fr.**

BRISSAUD (E.). professeur agrégé à la Faculté de Médecine de Paris. médecin des hôpitaux de Paris.

Leçons sur les maladies nerveuses (Salpêtrière, 1893-1894) recueillies et publiées par le Dr HENRY MEIGE. 1 vol. grand in-8° avec 240 figures (schémas et photographies). . . . . **18 fr.**

CHARRIN (A.), professeur agrégé, médecin des hôpitaux. directeur adjoint au laboratoire de Pathologie générale, assistant au Collège de France.

Leçons de Pathogénie appliquée. Clinique médicale. Hôtel-Dieu (1895-1896). 1 vol. in-8° . . . . **6 fr.**

DUPLAY (Simon). professeur de clinique chirurgicale à la Faculté de Médecine de Paris, membre de l'Académie de Médecine, chirurgien de l'Hôtel-Dieu.

Cliniques chirurgicales de l'Hôtel-Dieu recueillies et publiées par les Drs M. CAZIN, chef de clinique chirurgicale, et S. CLADO, chef des travaux gynécologiques à l'Hôtel-Dieu. 1 vol. in-8° avec fig. **7 fr.**

LEJARS (F.), professeur agrégé à la Faculté de Médecine, chirurgien des hôpitaux.

Leçons de Chirurgie (La Pitié, 1893-1894). 1 volume grand in-8° avec 128 figures. . . . . **16 fr.**

RECLUS (Paul). professeur agrégé à la Faculté de Médecine. chirurgien des hôpitaux, membre de l'Académie de Médecine.

Clinique et critique chirurgicales. 1 vol. in-8°. . . **10 fr.**

Cliniques chirurgicales de l'Hôtel-Dieu. 1 vol. in-8°. **10 fr.**

Cliniques chirurgicales de la Pitié. 1 vol. in-8° avec figures dans le texte. . . . . **10 fr.**

BIBLIOTHÈQUE
d'Hygiène
thérapeutique

DIRIGÉE PAR

Le Professeur PROUST

Membre de l'Académie de médecine. Médecin de l'Hôtel-Dieu.
Inspecteur général des Services sanitaires.

Chaque ouvrage forme un volume in-16, cartonné toile, tranches rouges
et est vendu séparément : **4 fr.**

Chacun des volumes de cette collection n'est consacré qu'à une seule maladie
ou à un seul groupe de maladies. Grâce à leur format ils sont d'un maniement
commode. D'un autre côté, en accordant un volume spécial à chacun des grands
sujets d'hygiène thérapeutique, il a été facile de donner à leur développement
toute l'étendue nécessaire.

L'hygiène thérapeutique s'appuie directement sur la pathogénie; elle doit en
être la conclusion logique et naturelle. La genèse des maladies sera donc
étudiée tout d'abord. On se préoccupera moins d'être absolument complet que
d'être clair. On ne cherchera pas à tracer un historique savant, à faire preuve
de brillante érudition, à encombrer le texte de citations bibliographiques. On
s'efforcera de n'exposer que les données importantes de pathogénie et d'hygiène
thérapeutique et à les mettre en lumière.

L'Hygiène du Goutteux, par A. Proust et A. Mathieu, médecins
des hôpitaux de Paris.

L'Hygiène de l'Obèse, par A. Proust et A. Mathieu, médecins des
hôpitaux de Paris.

L'Hygiène des Asthmatiques, par E. Brissaud, professeur agrégé,
médecin de l'hôpital Saint-Antoine.

L'Hygiène du Syphilitique, par H. Bourges, préparateur au laboratoire d'hygiène de la Faculté de médecine.

Hygiène et thérapeutique thermales, par G. Delfau, ancien
interne des hôpitaux de Paris.

L'Hygiène du Neurasthénique, par A. Proust et G. Ballet,
médecins des hôpitaux de Paris.

L'Hygiène du Diabétique, par A. Proust et A. Mathieu, médecins
des hôpitaux de Paris.

L'Hygiène du Tuberculeux, par le Dʳ Daremberg.

L'Hygiène des Dyspeptiques, par le Dʳ Linossier.

L'Hygiène des Albuminuriques, par le Dʳ Springer.

Hygiène thérapeutique des maladies de la peau, par le Dʳ
Brocq.

35252. — Imprimerie Lahure, rue de Fleurus, 9, à Paris.